上海长江医院组编

丛书总主编：林梅兰

防治输卵管疾病
一本通

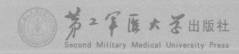

第二军医大学出版社

Second Military Medical University Press

内 容 简 介

　　本书从输卵管常见疾病的治疗、心理调护、家庭护理、饮食调理、适量运动、疾病预防等方面入手,采用通俗易懂的语言,借助一问一答的形式,将有关输卵管疾病的相关知识深入浅出地传达给广大读者,帮助其在对待输卵管疾病的问题上,能够知己知彼,最终实现攻无不克、战无不胜的目的。

　　本书适合于广大输卵管疾病患者及基层医生阅读,也可为健康女性预防输卵管相关疾病提供有益的参考。

图书在版编目(CIP)数据

　　防治输卵管疾病一本通/上海长江医院组编. —上海:第二军医大学出版社,2015.1
　　ISBN 978 - 7 - 5481 - 1016 - 3

　　Ⅰ.①防…　Ⅱ.①上…　Ⅲ.①输卵管疾病-防治　Ⅳ.①R711.76

　　中国版本图书馆 CIP 数据核字(2015)第 020148 号

出 版 人　陆小新
责任编辑　胡加飞

防治输卵管疾病一本通
上海长江医院　组编
第二军医大学出版社出版发行
http://www.smmup.cn
上海市翔殷路 800 号　邮政编码:200433
发行科电话/传真:021 - 65493093
全国各地新华书店经销
江苏南通印刷总厂有限公司印刷
开本:787×1092　1/16　印张:7.5　字数:11.3 万字
2015 年 1 月第 1 版　2015 年 1 月第 1 次印刷
ISBN 978 - 7 - 5481 - 1016 - 3/R · 1756
定价:20.00 元

特别提醒:本书所提到的药方、药物及剂量,请遵医嘱。

丛书编委会名单

丛书总主编

林梅兰(上海长江医疗产业集团)

丛书执行主编

尹学兵(中国科普作家)

丛书编写人员

潘敬秀

丛书医学顾问（按姓氏笔画排列）

王丽云[1]　　王秀凌[1]　　王益鑫[2]　　田文霞[1]　　司徒平[1]　　朱竞光[3]

朱兰生[1]　　许国兰[1]　　李小凤[1]　　汪玉宝[4]　　汪慧贞[1]　　汪和明[1]

沈丕安[5]　　张　伟[1]　　张　华[1]　　张训科[1]　　张桂林[1]　　陈慧芝[1]

林　兴[6]　　周智恒[7]　　施士德[1]　　柳秉乾[1]　　祝秀英[1]　　黄敏丽[6]

程怀瑾[8]　　程雅丽[1]

---

1. 上海长江医院不孕不育专家组成员　　2. 上海交通大学附属仁济医院　教授
3. 上海交通大学附属第一人民医院　教授　　4. 复旦大学医学院　教授
5. 上海中医药大学附属市中医医院　教授　　6. 复旦大学附属妇产科医院　教授
7. 上海中医药大学附属龙华医院　教授　　8. 中国福利会国际和平妇幼保健院　教授

让生命通道一路顺畅
（代序）

当前进的道路被堵塞时，不管你有多大的决心和勇气，也终将无法到达目的地；当输卵管因各种问题而出现不畅时，哪怕你生儿育女的愿望再强烈，也只能一直无助地处在备孕阶段。输卵管，或许很多人会觉得它很虚幻，毕竟在没有仪器帮助的情况下，我们根本无法用肉眼观察到它的存在；而有的人却觉得它很真实，因为它的"异常工作"，多少家庭因此生活在没有孩子的痛苦之中……

受孕是一个复杂的生理过程。正常情况下，精子经女性阴道、子宫到达输卵管壶腹部；卵子从卵巢中排出来后，在输卵管壶腹部与到达的精子结合形成受精卵；受精卵再不断分裂并经输卵管运送到子宫，种植于子宫内膜，在此继续分化形成胎儿。这个过程中任何一个环节发生异常，都会导致不孕症的发生。输卵管是精卵结合的唯一场所，此外，它还有拾取卵子，运送受精卵到达子宫腔的作用，因此，其功能正常是自然受孕的必要条件之一。而临床上因为输卵管阻塞、积水所致的不孕症，占整个不孕症人群的30%～40%。

输卵管是个神秘而饶有趣味的器官，它管面的结构特点、伞部的"捕获"、管道的蠕动，免疫及激素的调控，管内微环境及盆腹腔环境的作用都有许多不解之谜。对于普遍缺乏医学常识的大众来说，对其更是知之甚少。他们并不知道输卵管的功能是什么，也不知道输卵管为什么会"生病"，有的人甚至都不知道输卵管是什么。看着众多因输卵管疾病导致不孕的患者前来就诊，上海长江医院不孕不育专家组成员是看在眼里、急在心里，因此特地共同组编了这本《防治输卵管疾病一本通》，此书从输卵管常见疾病的治疗、心理调护、家庭护理、饮食调理、适量运动、疾病预防等方面入手，采用通俗易懂的语言，借助一问一答的形式，将有关输卵管疾病的相关知识深入浅出地介绍给广大读者,帮助其在对待输卵管疾病的问题上,能够知己知彼,最终实现攻无不克、战无不胜的目的。

　　健康是人生最大的财富,健康是女性魅力的根源。《防治输卵管疾病一本通》非常适合广大输卵管疾病患者及基层医生阅读,亦可为健康女性预防输卵管相关疾病提供有益的参考。

　　　　上海交通大学医学院附属仁济医院　　王益鑫
　　　　上海市男科学研究所　主任医师　教授
　　　　　　　　　　　　　　2014 年 9 月

目　　录 CONTENTS

第二章 预防输卵管疾病 ▼

输卵管分别连接着子宫和卵巢,它能捕捉从卵巢排到腹腔的成熟卵子,提供精子和卵子相会的通道,同时还是受精卵分裂的最佳场所,一旦完成 6~8 个细胞的分裂,输卵管就会有节律的蠕动,将受精卵送到子宫腔内着床发育,所以将输卵管称为"生命之桥"一点也不过分。那如何才能让"生命之桥"不受伤呢?

第三章　检查输卵管疾病 ▼

全面、准确而及时的检查不仅能够帮助医生正确诊断和治疗疾病,还能帮助患者本身准确了解自己的健康状况,并做好预防工作。输卵管是女性的重要生殖器官,女性想要顺利地生儿育女,必须保证输卵管的"正常工作"。当你怀疑自己的输卵管可能出现了某些状况时,别忘了去医院做个检查!

第四章　治疗输卵管疾病 ▼

相关调查显示,因输卵管因素导致的女性不孕是目前女性不孕比例中占据比较大的不孕病种,不少女性因输卵管的种种异常而无法实现生儿育女的梦想。所以,当我们不幸被输卵管疾病所困扰,千万不要听之任之,而应积极治疗,争取早日康复才是王道。专家认为,对于输卵管疾病引起的不孕症,治疗需根据病因和病情轻重来选择最合理的治疗方案。

后　记 ▼

第一章　认识输卵管疾病

　　输卵管直接受卵巢内分泌激素的控制，具有拾卵、精子获能、卵子受精、受精卵输送及早期胚胎生存和发育等极其复杂的生理功能。输卵管在生殖过程中的重要地位不言而喻，对于有生育要求的你来说，详细地认识和了解输卵管疾病很有必要。

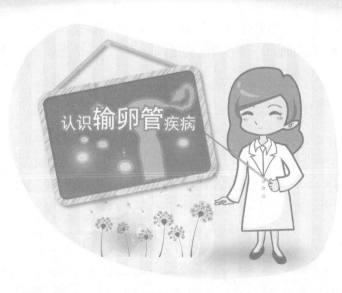

陈小姐结婚三年一直没有生孩子,这几年来,为了能够生个一儿半女,她也没少跑医院,大大小小的检查也做了不少。尤其是输卵管检查,几乎每家医院都会要求做。那输卵管到底是什么啊?跟生孩子有什么关系呢?

输卵管在人体哪个部位

输卵管位于人体的盆腔内,正常的女性都有两条,左、右输卵管各位于子宫一侧。它们由子宫底外侧角部向外,平行伸展,先达卵巢的子宫端,再沿卵巢系膜缘上行至卵巢的输卵管端,且呈弓形而覆盖于卵巢上,然后向下、向内行,终止于卵巢的游离缘及其内侧面上部。输卵管被腹膜及阔韧带两叶所包裹。位于输卵管与卵巢和卵巢固有韧带间的子宫阔韧带部分,称为输卵管系膜,其中含有输卵管的血管、淋巴管和神经等。从输卵管壶腹部和卵巢上极处,向骨盆侧壁延伸的阔韧带部分,称为卵巢悬韧带,亦称骨盆漏斗韧带。

卵巢冠是位于输卵管系膜外侧部分,包含着向卵巢方向汇集形成盲端的10～15根短管,并通向位于输卵管系膜内的始基管,即卵巢冠长管。卵巢冠、卵巢旁体都是中肾管的残余。在输卵管伞部或与伞部邻近的阔韧带处,几乎经常可见1个以上0.5～1厘米直径大小的小泡,称为卵巢冠泡状附件。它起源于副中肾管,但在临床上并无任何意义。左侧输卵管与小肠、乙状结肠相邻。右侧输卵管与小肠、阑尾接近。输卵管的活动度较大,不但能随子宫位置的改变而移动,而且自身亦能因蠕动和收缩而变位。

输卵管的形态是什么样的

输卵管呈管状,左、右各一,长8～12厘米。每侧输卵管有两个开口,内侧开口于子宫角部的宫腔内,称为输卵管-子宫口;外侧开口于腹腔内,称为输卵管-腹腔口。它通过腹腔口,使腹腔与体外直接相通。输卵管由内口到外口,依据输卵管形态可将其分为四部分。

1. 间质部 为输卵管位于子宫肌壁内的部分,故间质部又称壁内部,长约1厘米。其管腔极细,直径0.5～1毫米。其行径一般为由输卵管-子宫口,斜直或弯曲地上行,走向子宫底部,然后侧行而出子宫壁;但其行径也可能是迂回曲折的。在后一种情况下,做输卵管吻合手术时,可发现间质部的管腔仅能通过极细而坚韧的马尾丝。

2. 峡部　由子宫壁向外延伸的部分为峡部。峡部直而短,占据输卵管内 1/3 段,长 2～3 厘米,从子宫外侧角水平向外延伸,达卵巢下端附近,内接输卵管子宫部,外连输卵管壶腹。此部短而细直,壁厚腔窄。输卵管峡部管腔直径最小 0.9 毫米,最大达 2 毫米。

3. 壶腹部　由峡部向外延伸的膨大部分为输卵管壶腹部。输卵管壶腹部是指输卵管腹腔端开口至壶腹部-峡部连接之间的一段,壶腹部管壁薄而弯曲,占输卵管全长 1/2 以上,长 5～8 厘米。管腔直径与峡部连接处为1～2毫米,远端则较宽大,可达 1 厘米以上。

4. 漏斗部　输卵管壶腹部向外逐渐膨大呈漏斗状,称为漏斗部。漏斗部中央的开口即输卵管-腹腔口。漏斗部周缘有多个放射状的不规则突起,称为输卵管伞。伞的长短不一,一般为 1～1.5 厘米。伞内面覆盖有黏膜,其中较大的伞部有纵行黏膜襞,并向内移行至漏斗部黏膜纵襞。输卵管伞中有 1 个最长的黏膜纵襞亦为最深的突起,与卵巢的输卵管端相接触,称为卵伞,有“拾卵”作用。

 ## 输卵管有哪些功能

输卵管具有极其复杂而精细的生理功能,能在一定的时间内将精子和卵子分别从相反的方向输送至壶腹部,并创造适宜的环境,使两者结合为孕卵。孕卵继续停留在输卵管内发育分裂,直至子宫肌肉已成熟并适于孕卵着床之时,始由输卵管将其运送进入子宫腔。

1. 精子的输送和获能　输卵管具有同时以相反方向输送精子和卵子的功能,输卵管液作为精子运送的载体,并为精子和受精卵提供营养。输卵管液的主流是从子宫与输卵管交界处向腹腔方向流动,是推动精子在输卵管内前进的一种动力。精子进入阴道后经过子宫到达输卵管,大部分停留在峡部的近端,在此获能,并等待排卵和受精。一旦排卵发生,精子即从峡部到达壶腹部进行受精。

2. 卵子及孕卵的运送　卵子由卵巢排出后,一般可分为卵子拾取、卵子到达壶腹部和受精、孕卵通过峡部这 3 个阶段。①卵子拾取,卵子由卵巢排出后进入输卵管的机制目前有输卵管负压吸引、输卵管肌肉及其附属韧带的收缩和纤毛摆动三种不同学说；②卵子到达壶腹部和受精，卵子被拾入输卵管伞部后，由于输卵管肌肉的蠕动和同向纤毛摆动，迅速将卵子输送至峡-壶腹连接部，但因输卵管峡部的闭锁作用而使卵子暂时受阻于该处；③孕卵通过峡部，约在排卵后3天孕酮水平上升，促进β受体或抑制α受体，从而使峡部肌肉放松，孕卵随即进入峡部。

3. 早期胚胎的发育　受精卵在从输卵管向子宫方向运动的过程中，在输卵管内进行一系列快速的有丝分裂，称为裂卵，裂卵是胚胎发育的开始。输卵管可分泌多种蛋白质，其中输卵管特殊糖蛋白在早期胚胎的发育过程中起重要作用；输卵管上分泌细胞还可分泌多种酶，如淀粉酶和乳酸脱氢酶等，这些酶能使糖原分解为丙酮酸和葡萄糖，为受精卵的分裂提供营养和能源。

　　刚结婚不久的何小姐最近发现自己的阴道分泌物不断增多，因为正在备孕，不放心的何小姐特地跑去医院做了检查。医生诊断为轻度输卵管炎，何小姐觉得没什么大事，所以就准备放弃进一步检查和治疗。谁知医生告诉她，即使是轻度的输卵管炎症也不能忽视，如果不能得到及时正确的治疗，则可由于盆腔粘连、输卵管阻塞而导致不孕、输卵管妊娠、慢性盆腔痛、炎症反复发作等后遗症。

 ## 什么是输卵管炎

　　输卵管是盆腔炎症性疾病的主要发病部位，输卵管炎大多发生在性活跃期、有月经的妇女身上，初潮前、绝经后或者未婚者很少发生。按致病菌的不同将急性输卵管炎分成两类：一类为特异性淋病双球菌感染，淋病双球菌沿宫颈黏膜、子宫内膜扩散至输卵管黏膜；另一类为非特异性化脓性细菌感染，细菌从子宫内膜通过淋巴管和血管进入子宫旁结缔组织，最后导致输卵管周围炎和输卵管炎。急性输卵管炎症若进一步发展，可导致急性盆腔腹膜炎和急性腹膜炎。

输卵管炎的临床表现可因炎症轻重程度及范围大小而有所不同。轻者无症状或者症状轻微。常见为下腹痛、发热、阴道分泌物增多。腹痛为持续性，活动或性交后加重。若病情严重可有寒战、高热、头痛、食欲缺乏等全身症状。若伴有腹膜炎可有消化道症状。若有脓肿形成可有下腹部包块及局部压迫刺激症状；包块位于子宫前方可有膀胱刺激症状，如排尿困难、尿频，若引起膀胱炎还有尿痛等；包块位于子宫后方可出现直肠刺激症状。若有输卵管炎的症状及体征并同时有右上腹疼痛者，应怀疑有肝周围炎。

患者体征差异较大，轻者无明显异常发现或妇科检查发现附件区压痛，多伴有其他部位的炎症，查体也会有相应部位的阳性体征。严重病例呈急性病容，体温升高，心率加快，下腹部有压痛、反跳痛及肌紧张，甚至出现腹胀、肠鸣音减弱或消失。妇科检查时患者若存在单纯输卵管炎，可触及增粗的输卵管，压痛明显；若是输卵管积脓或输卵管卵巢脓肿，则可触及包块且压痛不明显，不活动。

引起输卵管炎的原因有哪些

输卵管炎在不孕的妇女中最常见，其病因主要是由病原体感染引起的，病原体主要有葡萄球菌、链球菌、肺炎球菌、大肠埃希菌、淋球菌、变形杆菌、衣原体等。常常发生在月经后、人工流产或药物流产后；由于流产时子宫腔内受到损伤，月经期子宫内膜剥脱造成的创面，病原体乘虚而入引起生殖道感染；也有与手术时不严格的无菌手术操作有关，例如刮宫手术、输卵管通液手术、碘油造影术等；还有就是不洁的性生活或在月经期内性生活，都可能引起生殖道感染上行到输卵管引起输卵管炎。也有部分患者是由于邻近的脏器，例如阑尾炎直接蔓延而来；还有从其他感染病灶，例如肺部结核、胸膜结核病菌经血行传播到输卵管引起输卵管结核。最后，由于子宫腔的手术或经血排出不畅，引起子宫内膜倒流进入输卵管，引起子宫内膜异位症，也会导致输卵管炎症和粘连。

输卵管炎先引起输卵管内膜的充血、膨胀，出现大量的渗出物，输卵管的黏膜上皮脱落，使黏膜之间互相粘连或发生在输卵管端的粘连，导致输卵管闭锁不通或伞端积水、粘连、功能丧失而导致不孕。

由于输卵管炎的患者常表现为下腹部两侧不同程度的疼痛，伴有发热或不发热,阴道的分泌物增多,偶有不规则的出血等。严重的患者还会引起输卵管积水或盆腔粘连。因此对于输卵管炎要早发现,早治疗。

 ## 输卵管炎如何分类

临床上将输卵管炎分为急性输卵管炎和慢性输卵管炎两种。

1. 急性输卵管炎　急性输卵管炎病变以内膜炎症为主,如果来自急性盆腔炎则病变广泛。输卵管等组织充血渗出,腔内脓性渗出物等流入盆腔,引起盆腔腹膜炎,重者形成盆腔脓肿;炎症扩散到卵巢,形成输卵管卵巢炎或脓肿;若输卵管伞部粘连闭锁时可形成输卵管积脓,多见于慢性炎症急性发作。急性炎症的渗出物脓液中及黏膜面常可查到致病微生物。急性炎症治疗不及时,则可转为慢性输卵管炎;慢性输卵管炎症急性发作表现为急性炎症。腔镜下可见输卵管红肿,盆腔脏器亦呈充血水肿渗出等炎症变化,按压输卵管可有脓液流出,可能见到输卵管卵巢等盆腔脓肿改变。

2. 慢性输卵管炎　慢性输卵管炎引起的输卵管增生和输卵管积脓积水是造成女性不孕的重要原因之一。引起输卵管炎的原因是下生殖道炎症上行扩散感染所致,可因治疗不恰当不彻底而呈慢性炎症改变。

 ## 什么是出血性输卵管炎

出血性输卵管炎是急性输卵管炎的一种特殊类型,在输卵管间质层发生出血,突破黏膜上皮进入管腔,甚至由伞端流入腹腔,引起输卵管及腹腔积血。此病国外文献报道甚少,国内多误诊,仅剩少数病例有报道。但近十年报道逐渐增多,已逐步为临床医生所认识,不再是罕见病例,且作为妇产科新的急腹症之一。

出血性输卵管炎的病因目前尚不清楚,大多数学者认为是存在于阴道或宫颈的细菌,由于某种原因,发生上行性感染所致。足月分娩、流产后的感染往往是引起急性输卵管炎的常见原因;此外,过早、过频以及在月经期性交,也可引起输卵管炎;寄生虫病,如血吸虫、丝虫,甚至蛔虫的虫卵均可能经血行而积聚于输卵管壁引起肉芽肿性输卵管炎。寄生于阴道或宫颈的病原体,极易借机上行性感染,当病原体侵入输卵管后,引起黏膜严重充血、水肿甚至溃烂,病变处血管扩张、淤血,管壁通透性增强,导致大量渗血;同时炎症也可使输卵管间质层出血,血液突破黏膜进入管腔,管腔中的血液自伞端流入腹腔,致腹腔内积血,从而导致急腹症。另外,炎症的渗出又可造成输卵管与周围组织、脏器的粘连。出血性输卵管炎的致病微生物不明,也可能是妇科手术后,特别是人工流产术后引起的感染,且伴有程度不等的宫颈或宫腔粘连导致经血或输卵管出血的血液逆流入腹腔;输卵管通畅试验小切口输卵管结扎术时反复钩取、提夹输卵管等导致本病。此外,经血逆流者开腹时见输卵管伞端有活动性出血不能排除有出血性输卵管炎。

出血性输卵管炎患者一般会出现以下临床表现:①体征,如发热、脉率快,下腹痛,反跳痛,严重者表现为腹部移动性浊音阳性,低血压。妇科检查:宫颈举痛,阴道后穹隆触痛,附件触痛或有增粗或包块。②输卵管炎性渗出,刺激腹膜导致患者出现急性腹痛。病变可累及单侧或双侧输卵管。③血腹症,一般出血量不多,100～200毫升。④阴道出血,输卵管的血经子宫逆行流出。⑤体温升高,白细胞和中性粒细胞升高,血红蛋白下降。⑥下腹部可有明显压痛、反跳痛及腹肌紧张,内出血多时可有移动性浊音。宫颈有举痛,阴道后穹隆饱满,附件区增厚或有包块,触痛明显。严重者可发生出血性休克。

梅女士结婚已经两年了,但一直未孕。因为一直忙着打理生意,所以也没太着急要孩子的事。可是最近梅女士的月经似乎出现了一些问题,经常下腹疼痛、经量少,且伴血块。在丈夫的催促下,梅女士只好去医院做了检查,结果发现自己的输卵管出现了很大的问题:左侧是近端梗阻,右侧重度积水。医生说,如果不及时治疗,梅女士的生育能力会受到很大影响,甚至可能造成不孕。

什么是输卵管积水

输卵管积水为慢性输卵管炎症中较为常见的类型,在输卵管炎后,或因粘连闭锁,黏膜细胞的分泌液积存于管腔内,或因输卵管炎症发生峡部及伞端粘连,阻塞后形成输卵管积脓,当管腔内的脓细胞被吸收后,最终成为水样液体,也有的液体被吸收剩下一个空壳,造影时显示出积水影。

引起输卵管积水的原因有三方面：一是发生慢性输卵管炎时，输卵管伞端可以因炎症而粘连闭锁，输卵管管腔内的漏出液、渗出液逐渐积聚而成。其次，也有的输卵管积水由输卵管积脓转变而成。原来管腔内的脓细胞及坏死组织分解后被吞噬细胞清除，脓液逐渐转为清亮水样液。再次，长期输卵管结扎后偶可形成输卵管积水。也有的输卵管积水并不是由输卵管炎症引起，而是继发于输卵管绝育术后。

输卵管积液指输卵管受病原体感染以后，由于白细胞的浸润形成内膜肿胀、间质水肿、渗出，输卵管黏膜上皮脱落，倘若输卵管急性期炎症没得到及时有效的治疗就形成了输卵管积液。临床上输卵管积水的症状可表现为：

（1）痛经：离经期越近，疼痛感就会越严重，直到月经来潮。

（2）月经不调：常见的表现为月经量过多或者月经次数明显增多。

（3）腹痛：下腹会有疼痛感，然而程度不一，有重有轻。

（4）不孕症：输卵管因病症受到一定的损害，进一步造成了输卵管的梗阻，从而引起不孕。

（5）肠胃道障碍、白带增多，其他临床表现如性生活疼痛等。

 ## 输卵管积水是如何导致不孕的

临床上，不少患者被查出患有输卵管积水以后在没有接受任何治疗的情况下仍然可以正常受孕，这是不是意味着输卵管积水对孕育并没有太大影响？答案是否定的。医学专家解释说，一些输卵管积水患者之所以能正常受孕，可能跟她们的年纪尚轻，输卵管积水程度不是特别严重有关。一般情况下，输卵管积水的确是可以造成女性不孕的。

有医学常识的人都应该知道，输卵管是女性成功受孕必不可少的条件之一，它是精子和卵子结合的场所，输卵管的正常功能对受孕有着极其重要的作用。它可以捕捉从卵巢排到腹腔的成熟卵子，并提供精子上行的通道，使精子在输卵管壶腹与卵子相遇受精。它还为受精卵的分裂、分化提供最佳的内环境。输卵管有节律地蠕动能将孕卵送到子宫腔着床。当发生慢性输卵管积水时，常可引起输卵管肿大，输卵管伞端部分或完全闭锁，并与周围组织粘连形成瘢痕粘连、输卵管扭曲、管腔狭窄或闭锁，而形成输卵管积水或积脓,盆腔充血或盆腔积液或积脓。以上病变均可影响受精或受精卵的运行,最终导致患者的不孕。

输卵管积水是输卵管的一种病理改变,管腔内积聚液体,一般来说,这些积液会通过以下几种途径影响受孕概率:①积液反流至子宫腔内,会间接导致宫腔积液,影响胚胎着床;②积液中的炎性因子会对配子或者胚胎产生毒性作用;③子宫内膜容受性受损,也就是说,胚胎将不容易着床。

 ## 输卵管积水对人体的影响具体有哪些

1. 对子宫内膜容受性的影响　输卵管积水的潴留液体流至宫腔,会给子宫内膜带来很多影响:①造成宫腔积水,能机械性干扰胚胎与子宫内膜的接触;②输卵管积水含有微生物、碎屑和毒性物质,可直接进入宫腔,输卵管积水的存在使组织释放出细胞因子、前列腺素、白细胞趋化因子和其他炎性复合物,直接或通过血液、淋巴管转运而作用子宫内膜,这些物质参与调节输卵管和子宫运动,影响胚胎着床;③输卵管积水常由感染引起,且多为上行感染,造成子宫内膜损伤,留下永久性的对胚胎种植容受性的影响。

2. 对胚胎的毒性作用　相关研究显示,输卵管积水能影响囊胚的形成,阻滞胚胎发育,其毒性作用与输卵管积水量及浓度有关。来自输卵管积水的毒性物质在胚胎移植时流入子宫腔,对移入宫腔的胚胎产生毒素作用,影响其发育,减低其着床能力,降低胚胎种植率及妊娠率,增加流产率。

余小姐的月经一直不大正常,经量要比正常人少许多。因为已经生了孩子,对于自己的异常症状,余小姐并没有放在心上。可是最近,余小姐发现自己经常会出现下腹疼痛,并伴有性交疼痛的症状,这下余小姐可不敢疏忽了,去医院做了一次全面的检查。医生给出的结论是余小姐患上了输卵管炎,并按照治疗输卵管炎的方法给余小姐提供了治疗。一段时间后,余小姐并没有觉得自己的症状有太大的好转,于是又去了另一家医院进行咨询。检查结果却显示,余小姐患的是附件炎,而并非输卵管炎。为什么同样的症状,医生却给出了不同的结论? 输卵管炎和附件炎之间到底有什么关系?

输卵管炎和附件炎的关系是什么

在女性生殖器官中,输卵管、卵巢被称为子宫附件。附件炎是指输卵管和卵巢的炎症,也就是说,在附件炎中,以输卵管炎最常见,由于解剖部位相互邻近的关系,往往输卵管炎、卵巢炎、盆腔腹膜炎同时并存且相互影响。

一般来说,附件炎可以分为以下几种情况:

1. 急性附件炎 下腹痛及发热,其程度因炎症程度不同而稍异,部分患者在高热前有寒战、头痛、食欲不振较常见。白带增多,为输卵管炎分泌物通过宫腔排出所致。部分病例有肠道及膀胱刺激症状。

2. 慢性附件炎 下腹疼痛及低热时有亚急性发作及暂时性缓解,并有腰骶酸痛、下坠感、性交痛,可反复发作,并在劳累、性交、月经后加重。病程长者有神经官能症,如精神不振、倦怠、周身不适、失眠等。

3. 输卵管炎 输卵管炎为女性高发病,炎症急性发病期输卵管管腔内膜充血肿胀、分泌渗出明显。输卵管堵塞是输卵管即往炎症的病理表现,表面症状不明显,不痛不痒,几乎 100% 的人都是在检查不孕不育中发现的。

4. 卵巢炎 急性期可能有发热、腰骶部疼痛、肛门坠胀感等;慢性者症状被包含在慢性盆腔炎内,如腰骶部不适酸痛、肛门坠胀感、食欲缺乏、月经紊乱。

 ## 引发附件炎的原因有哪些

(1)长时间保持坐姿,局部血液循环不畅,影响子宫附件正常功能而发生炎症。

(2)穿紧身裤,阴部不透气、排泄物积聚,上行诱发附件炎。

(3)分娩或流产后由于抵抗力下降,病原体经生殖道上行感染并扩散到输卵管、卵巢,继而波及整个盆腔,引起附件炎。

(4)在宫内节育器广泛应用的同时,患者不注意个人卫生,或手术操作不严格,不少急性输卵管卵巢炎、盆腔腹膜炎都是因此而发生的。

(5)未经严格消毒而进行的宫腔操作,如吸宫术、子宫输卵管碘油造影、子宫颈管治疗,以及消毒不严格的产科手术感染等。

(6)不注意经期卫生,月经期性交、不洁性交或使用盆浴,病原菌上行入侵内生殖器。

（7）身体其他部位有感染未得到及时治疗时，病原菌可经血行传播而引起输卵管卵巢炎，多见于结核性疾病。

（8）盆腔或输卵管邻近器官发生炎症如阑尾炎时，可通过直接蔓延引起输卵管卵巢炎、盆腔腹膜炎。附件炎一般发生在邻近的一侧输卵管及卵巢。

（9）性传播疾病如淋病，感染后淋病双球菌可以沿黏膜向上蔓延，引起输卵管、卵巢炎症。

 ## 附件炎的临床表现有哪些

附件炎患者会出现下腹疼痛、低热，并伴有腰骶酸痛、下坠感、性交痛等症状，可反复发作，并在劳累、性交及月经后加重。病程长者会出现神经官能症，如精神不振、倦怠、周身不适、失眠等。其临床表现主要有：

1. 腹痛　下腹有不同程度疼痛，多为隐性不适感，腰背部及骶部酸痛、发胀、下坠感，常因劳累而加剧。由于盆腔粘连，可能有膀胱、直肠充盈痛或排空时痛，或其他膀胱直肠刺激症状，如尿频、尿急等。

2. 月经不调　以月经过频、月经量过多为最常见，可能是盆腔充血及卵巢功能障碍的结果。由于慢性炎症导致子宫纤维化、子宫复旧不全或粘连所致的子宫位置异常等，均可引起月经过多。因盆腔充血而致淤血性痛经，多半在月经前1周开始即有腹痛，越临近经期疼痛越重，直到月经来潮。

3. 不孕症　输卵管本身受到病损的侵害，形成阻塞而致不孕，以继发性不孕较为多见。

4. 其他　如白带增多、性交疼痛、胃肠道障碍、乏力、不耐久劳、精神不振、倦怠等。

今年28岁的韩丽这几个月来一直在和老公努力"造人"。以前韩丽的月经周期一直都很规则，可是这个月，月经并没有如期而至。等了好几天后，月经依然没有出现，小夫妻俩暗自欣喜，自以为"造人"成功了。可没过几天，韩丽出现了内出血情况，去医院检查后发现，韩丽出现宫外孕，她出现的内出血是输卵管妊娠比较常见的临床表现。

什么是输卵管妊娠

输卵管妊娠是最常见的异位妊娠,即受精卵种植于输卵管。其发生部分以壶腹部妊娠为最多,占 $50\%\sim70\%$;其次为峡部,占 $30\%\sim40\%$;伞部、间质部最少见,占 $1\%\sim2\%$。停经、腹痛、阴道不规则出血为其主要症状。导致输卵管妊娠的因素一般有以下几点:

1. 输卵管异常　慢性输卵管炎可导致管腔皱褶粘连、管腔部分阻塞;阑尾炎、盆腔结核、腹膜炎及子宫内膜异位症可导致输卵管周围粘连、输卵管扭曲和僵直,导致输卵管狭窄、部分阻塞或者蠕动异常;盆腔肿瘤的牵拉和压迫使输卵管变得细长、迂曲或管腔部分阻塞、狭窄;输卵管粘连分离术、再通术及伞端造口术后的重度粘连或手术部位瘢痕狭窄、输卵管绝育术后瘘管形成或再通,均可延迟或者阻止受精卵进入宫腔,从而着床在输卵管。此外,输卵管发育不良时,输卵管细长且迂曲,肌层发育差,黏膜纤毛缺乏,可影响受精卵的正常运行;输卵管憩室或副伞等先天畸形亦可导致输卵管妊娠。

2. 受精卵游走　卵子在一侧输卵管受精,经宫腔进入对侧输卵管后种植(受精卵内游走);或游走于腹腔内,被对侧输卵管拾拣(受精卵外游走),由于游走时间较长,受精卵发育增大,故种植对侧输卵管而发生输卵管妊娠。

3. 避孕失败　宫内节育器避孕失败而受孕时发生输卵管妊娠的概率增大。使用低剂量孕激素避孕药时,可使输卵管蠕动异常,如排卵未被抑制,可发生输卵管妊娠;使用含有大量雌激素的紧急避孕药避孕失败而受孕者,发生输卵管妊娠的概率也增大。

4. 其他　接受辅助生育技术治疗不孕也可能发生输卵管妊娠。内分泌异常、精神紧张也可导致输卵管蠕动异常或痉挛而发生输卵管妊娠。

一般来说,输卵管妊娠破裂如能及时治疗,预后良好。间质部妊娠破裂如能及时诊断、抢救,效果也很好。输卵管妊娠患者大多迫切要求了解以后的生育能力问题,由于器质性或功能性病变所致的输卵管妊娠患者,以后不孕的机会增多。

 ## 什么是异位妊娠

异位妊娠,俗称宫外孕,是指受精卵不在子宫腔内,而在宫腔以外种植并发育。其中以输卵管妊娠最为多见,约占 98%。除了输卵管,异位妊娠还可发生于卵巢、阔韧带、腹腔等处。

发生异位妊娠的患者其实是很危险的,因为子宫以外的器官都不适宜受精卵的生长发育,如输卵管很细,内膜较薄,胚胎长到一定程度时孕囊包膜破裂发生流产,或受精卵绒毛穿破输卵管发生腹腔内出血,导致患者腹痛甚至休克,其休克的严重程度取决于内出血量的多少及失血速度,同阴道流血量不成正比。如输卵管向质部(在子宫壁内的一段输卵管)妊娠,由于管腔周围有子宫肌肉包绕,胎儿发生在 3～4 个月时才会破裂。该处为子宫血管与卵巢血管汇集部位,血管丰富,一旦破裂,在极短时间内会发生大量腹腔内出血,不迅速抢救就会有生命危险。

为了避免异位妊娠对女性造成的伤害,女性需了解异位妊娠的主要表现。比如:停经,在月经延后数天或数十天里,常常是未察觉的时候发病;腹痛,下腹坠痛,有排便感,有时呈剧痛,伴有冷汗淋漓;阴道出血,并且常常只是少量出血。还有一些其他症状,比如恶心、呕吐和尿频等。另外,昏厥和休克也是腹腔内急性出血和剧烈疼痛所致的,还会引起头晕、面色苍白、血压下降、冷汗淋漓等。

 异位妊娠有哪些类型

输卵管妊娠只是异位妊娠的一种,其实,除了输卵管妊娠,异位妊娠还有很多不同类型。

卵巢妊娠是指受精卵在卵巢内种植、生长发育,其后果是最终必然发生破裂而发生内出血,属罕见的异位妊娠。卵巢妊娠发病急,无特异性的症状和体征,威胁患者生命。近年异位妊娠发生率上升趋势明显,但文献上亦有报道其存活至足月妊娠终于获得足月活婴者。卵巢妊娠分原发性和继发性两大类。原发性卵巢妊娠(又称卵泡内型)被认为由于卵泡排卵失败而授精发生在早期黄体内所致;继发性者多为早期输卵管妊娠流产继发种植于卵巢表面而形成。

1. 宫颈妊娠　宫颈妊娠在异位妊娠中是比较少见而在临床上又容易被漏诊的严重疾病。多见于经产妇。有停经及早孕反应,主要症状为阴道流血或血性分泌物,流血量一般是由少到多,也可为间歇性阴道大流血。主要体征为宫颈显著膨大,变软变蓝,宫颈外口扩张边缘很薄,内口紧闭,而宫体大小及硬度正常。宫颈妊娠的胚胎着床在子宫颈管的宫颈黏膜内,并在此种植、发育,因其出血,子宫颈口常是扩张状态而被误认为流产。

2. 腹腔妊娠　腹腔妊娠是一种位于子宫、输卵管、卵巢及阔韧带以外的腹腔内的妊娠,这是一种少见的异位妊娠。根据其发生经过可分原发性腹腔妊娠及继发性腹腔妊娠,前者极为罕见。腹腔妊娠大部分病例胚胎已坏死,极少数可发育至中期妊娠,甚至发育到成熟胎儿。

3. 子宫剖宫产瘢痕妊娠　子宫剖宫产瘢痕妊娠是指胚胎着床种植于前次剖宫产的手术切口瘢痕处。以前发病率较低,但是现在随着剖宫产率升高,反复的人流、宫腔镜等宫腔操作,子宫肌瘤挖除术、"试管婴儿"等辅助生殖技术都可能让子宫不同程度地受伤,子宫内形成瘢痕的概率也大大地增加,这些妇女怀孕后,出现该病的概率也升高。

4. 持续性输卵管妊娠　持续性输卵管妊娠是指在输卵管妊娠保守性手术或药物治疗后仍有滋养细胞存活,人绒毛膜促性腺激素(HCG)仍保持一定水平不下降甚至上升的情况。有 $3\% \sim 20\%$ 的保守性手术后可发生持续性输卵管妊娠,主要表现是保守性手术后下腹痛,偶见腹腔内出血。存活的滋养细胞仍可对周围组织进行破坏,造成腹腔内出血,它是近年来输卵管妊娠保守治疗增加后新出现的一种并发症。

哪些女性容易患上异位妊娠

研究发现,异位妊娠的发生率虽不如我们想象的那么高,但它却比较青睐于以下几类女性。

1. 慢性盆腔炎、输卵管炎者　慢性盆腔炎是最常见的干扰受精卵正常运行的因素,是异位妊娠的常见和主要原因。引起输卵管炎的病因主要是引起性传播疾病的病原体,常见有淋球菌和沙眼衣原体。炎症使输卵管黏膜粘连、狭窄、不规则,这些病理改变导致输卵管壁肌肉蠕动减弱,从而影响孕卵的运送。孕卵在输卵管中被阻滞,即可能就地着床发育,发生输卵管妊娠。

2. 阑尾炎穿孔者　阑尾炎穿孔形成阑尾周围脓肿,累及输卵管损害,阻塞了输卵管,使异位妊娠的危险性增加 2 倍。

3. 有过异位妊娠病史者　异位妊娠治疗时保留输卵管者,再发生异位妊娠的比例较高,但重复异位妊娠也常发生在对侧输卵管,提示可能两侧输卵管都存在同一种潜在的功能障碍。

4. 做过人工流产者　据统计,有人工流产史的女性其患异位妊娠的危害性增加 1 倍。人流次数越多,异位妊娠的危险越大。盆腔子宫内膜异位症也可能是异位妊娠的危险因素。

5. 输卵管发育不良或畸形的妇女　输卵管肌层发育不良、内膜缺乏纤毛等病变,使输卵管输送孕卵的功能减退。输卵管畸形病变,也不易使受精卵顺利到达宫腔。

6. 输卵管阻塞后再通的妇女　不论是自然再通还是施行手术再通,输卵管均不像以前那样畅通,再通处比较狭窄,孕卵容易被阻留在狭窄处安家落户,从而导致异位妊娠。

　　自从"单独两孩"政策出来以后,莉莉就一直打算和老公再生个孩子。可是试了几个月,肚子都没有动静,去医院检查后,医生说莉莉的两侧输卵管通而不畅,需要做通液手术。可是没几个月,原本疏通了的输卵管再次堵上了,莉莉的二胎计划也因此被暂时搁置。

 ## 什么是输卵管性不孕

　　输卵管性不孕是一种常见的妇科疾病,它严重困扰着有生育要求的妇女。输卵管具有运送精子、拾取卵子及把受精卵运送到子宫腔的重要作用,由于输卵管出现异常情况导致妇女不能生育的称为输卵管性不孕。近年来,输卵管不通或功能障碍已成为女性不孕症的主要原因。造成输卵管不通或功能障碍的原因是急、慢性输卵管炎。严重的输卵管炎可造成输卵管完全不通,有些炎症虽未造成输卵管管腔堵塞,但内膜被炎症破坏影响内膜细胞的纤毛运动,并且由于瘢痕形成使输卵管壁僵硬,影响输卵管蠕动,从而影响精子和卵子的相遇和运送而致不孕。输卵管炎还可由于输卵管周围器官或组织炎症而继发,尤其是在输卵管伞部或卵巢周围形成炎症粘连,使输卵管伞部不能将排出的卵细胞吸入输卵管内，与精子相遇，如化脓性阑尾炎、结核性腹膜炎。曾患有附件炎、化脓性阑尾炎、结核性腹膜炎、肺结核、子宫内膜异位症的患者，有过不全流产、人工流产术后发热、腹痛和产褥感染的患者，患有淋病等性病以及有输卵管畸形的患者，均有可能引发输卵管功能异常，最终导致输卵管性不孕。

一般来说，能够引起输卵管性不孕的原因有：输卵管梗阻、输卵管不通、输卵管积液、输卵管结核、急性输卵管炎、输卵管积水等。

 ## 输卵管不通会影响排卵吗

很多女性患有输卵管不通后，常常会担心自己的排卵系统也受到影响。其实，输卵管不通跟排卵是没有什么联系的，因为卵子是从卵巢中排出来的。当卵子从卵巢里面排出来之后，需要输卵管来输送其与精子结合，所以，它们虽然没有直接的关系，但两者缺一不可。

输卵管不通会导致不孕是众所周知的事情，对于因输卵管不通引发不孕的患者在治疗的时候一定要抱以正确的治疗态度，既不能有太高的期望值，也不能讳疾忌医。一定要去医院确认自己输卵管不通的具体位置，以及堵塞的情况，然后才能对症下药，接受最好的治疗方法。

对于该病的诊断，临床上最常用的是输卵管造影术。通过导管向宫腔及输卵管注入造影剂，利用X线诊断仪行X线透视及摄片，根据造影剂在输卵管及盆腔内的显影情况来了解输卵管堵塞、阻塞部位及宫腔形态的一种检查方法。该检查在许多方面是超声、CT、磁共振、宫腔镜、腹腔镜、输卵管镜等检查所无法替代的。

 ## 输卵管堵塞有哪些临床症状

输卵管不通是较常见的一种妇科疾病。如果女性患有输卵管不通，不仅会对女性的日常生活造成诸多的不便，更有甚者会因此失去生育能力。据不孕专家介绍，输卵管堵塞对女性的威胁是很大的，输卵管堵塞之后，会出现不孕症或是异位妊娠等严重的情况。可是临床上很多输卵管堵塞的患者都是因不孕去医院做检查后才了解自己的病情，这时输卵管往往已经堵塞得很厉害了。错过最佳的治疗时间，不仅会增加治疗的难度，徒增患者的痛苦,还会影响患者的预后效果。所以,对于输卵管堵塞一定要做到早发现、早治疗。

一般来说,输卵管堵塞症状有以下几点。

1. 痛经　患有输卵管不通的患者会出现痛经的症状,这主要是因为盆腔充血所导致的淤血性痛经。

2. 白带异常　有些患有输卵管不通的患者会出现白带异常等症状,少数患者还可能出现白带中有血丝或是性交疼痛、尿痛、尿急等症状。

3. 腹部不适　很多患者都可能出现下腹有不同程度的疼痛,一般都为隐性不适感,腰背部以及骶部有酸痛、发胀等症状,特别是在过度劳累后,这些症状就会更为明显。

4. 月经不调　最常见的表现就是月经过频、经量过多等症状,可能是因为盆腔充血以及卵巢功能障碍所造成的。

5. 不孕　大家都知道,输卵管具有运送精子、拾取卵巢排出的卵子,以及运送受精卵到子宫腔内着床的重要作用,但是如果输卵管出现堵塞,那么这些任务都无法很好地完成。女性自然就没法正常受孕。

哪些原因可能导致输卵管不通

输卵管不通主要有三种情况,第一种是输卵管通而不畅,这种比较轻微;第二种是输卵管闭塞不通,但损坏程度较轻,大部分输卵管是正常的;第三种则是输卵管不仅闭塞不通,且病损严重。这三种情况都会给怀孕带来阻碍。那么,哪些原因可能导致输卵管不通呢?

1. 流产引起的感染　流产可能导致感染发生,因为发炎,所以有可能在输卵管里留下瘢痕组织,从而堵塞或损伤输卵管。

2. 性传播疾病　由于婚外性行为、性伴侣的增加,导致了输卵管阻塞发病率呈现上升态势。这多是由于淋病、非淋菌性生殖道感染治疗不彻底,炎症侵犯到输卵管所致。这类输卵管堵塞患者不孕多是由于输卵管接近卵巢一侧发生闭锁,不能够拾取卵子所造成的。

3. 盆腔粘连　盆腔粘连通常会覆盖卵巢和输卵管的末端,或者是将输卵管和其他组织紧紧地粘在一起,使得这些器官不能正常发挥功能。据统计,在做过盆腔手术的女性患者中,75%出现盆腔粘连现象。

4. 阑尾穿孔　有过阑尾穿孔病史的妇女,其输卵管受损的机会有可能增加。在一项有实验组和对照组的研究中发现,阑尾穿孔可使输卵管性不孕的机会增加4.8倍。因为阑尾和输卵管之间的距离非常近,所以阑尾感染很容易扩散到输卵管,并导致瘢痕组织。

5. 妇科炎症　慢性盆腔炎多表现为双侧输卵管炎,久而久之使输卵管的开口,特别是接受卵子的那一端(称之为伞端)部分或全部闭锁,也可使输卵管内层黏膜因炎症粘连,使管腔变窄或闭锁。这样,使卵子、精子或受精卵的通行发生障碍,导致不孕。

严重的盆腔炎可蔓延至盆腔腹膜、子宫及子宫颈旁的组织,最终导致这些器官组织变硬,活动不灵,特别是输卵管失去柔软蠕动的生理功能,变得僵硬、扭曲,管腔完全堵塞,达到难以医治的程度。

另外,当发生输卵管炎时,输卵管的最狭窄部分及伞端很容易发生粘连而造成管腔狭窄或完全闭锁,这样,精子和卵子就不能在输卵管腔内相遇,因而导致不孕。

今年即将奔三的冯小姐,最近几年因为一直在为事业而奔波,也没有顾得上成家。这个大家心里公认的"败犬女王"对事业的追求一直乐此不疲,所以过得还算开心。可是,近来一段时间里,冯小姐总是感觉下腹有坠痛感,而且内分泌也跟着开始紊乱。迫于无奈,在朋友的陪伴下来到医院进行检查,不查不知道,一查吓一跳,冯小姐被确诊为输卵管肿瘤。冯小姐非常担心,要知道她可还没结婚啊,如果因此影响怀孕,她以后的幸福还如何谈起啊?

 ## 什么是输卵管肿瘤

输卵管肿瘤在临床上并不多见,其中良性较恶性来说更为少见。输卵管肿瘤虽不多见,但其对女性的伤害却不容忽视。一般来说,出现在输卵管壶腹部的肿瘤会导致妇科急腹症;出现在输卵管漏斗处的肿瘤会导致不孕;而出现在输卵管峡部的肿瘤则会引起异位妊娠。

输卵管和子宫一样,都是由胚胎期副中肾管发育而成,凡子宫体或子宫颈发生的肿瘤,输卵管也可发生,因此输卵管肿瘤种类繁多。但由于输卵管肿瘤无特异性症状和体征,且卵巢癌常累及输卵管,临床上易发生漏诊和误诊。

1. 输卵管良性肿瘤 输卵管良性肿瘤种类甚多,以腺瘤样瘤相对多见,其他包括输卵管血管瘤、平滑肌瘤、乳头状瘤、输卵管纤维瘤、输卵管囊性及实性畸胎瘤、腺纤维瘤等。由于缺乏典型的症状和体征,很难在手术前明确诊断,往往在盆、腹腔手术时发现。输卵管原发性良性肿瘤来源于副中肾管或中肾管。

根据米勒细胞类型大致可分为:①上皮细胞瘤,如腺瘤样瘤、乳头状瘤、息肉;②内皮细胞瘤,如血管瘤、淋巴管瘤、包涵囊肿;③中胚叶瘤,如平滑肌瘤、脂肪瘤、软骨瘤、骨瘤;④畸胎样瘤,如畸胎瘤、甲状腺肿,其中以输卵管腺样瘤与乳头状瘤较为常见,其次为平滑肌瘤、畸胎瘤。

2. 原发性输卵管癌 原发性输卵管癌是少见的妇科恶性肿瘤,约占女性生殖道恶性肿瘤的 0.5%。发病高峰年龄为 52～57 岁。阴道排液是最常见的症状,常伴有盆腔或下腹部疼痛和盆腔包块。输卵管癌的生物学性状及治疗与卵巢癌相似。

导致输卵管肿瘤的病因有哪些

临床统计发现,输卵管肿瘤患者中,70%患有慢性输卵管炎,50%有不孕史,单侧输卵管癌患者的对侧输卵管经病理检查多有炎性改变,因此,有专家推断慢性炎症刺激可能是发病的诱因。但慢性输卵管炎多见,输卵管癌却非常罕见,所以,炎症并非唯一诱因。其发病率可能与以下原因有关:

1. 年龄 良性肿瘤多发生于生育阶段的妇女,恶性肿瘤多发生于老年妇女,少部分特殊类型的肿瘤好发于青春期及幼年女性。

2. 生育 部分妇科肿瘤的发生与生育有关,其发病与过早分娩、密产、多产等生育因素有关。

3. 性卫生 不洁的性生活可引起女性生殖器官感染,如阴道炎、宫颈炎、宫颈糜烂、输卵管炎症等。它们成为外阴癌、阴道癌、宫颈癌及输卵管癌的重要发病因素。

4. 内分泌　女性生殖器官是女性激素的主要靶器官,其肿瘤的发生与内分泌密切相关。现在有些女性不经医生指导,私自服用含有雌激素的药物、补品及一些美容美肤用品,刻意或在不知不觉中提高了体内雌激素水平。而长期高水平雌激素的刺激是输卵管癌和卵巢癌的发病因素之一。

5. 不良生活方式　据流行病学调查,吸烟妇女患本病的风险较不吸烟妇女增加 2 倍。所以,吸烟尤其是大量吸烟,可能是诱发宫颈癌和输卵管癌的重要原因之一。

 ## 输卵管肿瘤的临床表现是什么

早期多无症状,易被忽视或延误诊断。随病变发展,临床上表现为阴道排液、腹痛和盆腔肿块,称输卵管癌"三联征"。但不足 15% 的患者有此典型"三联征"。

1. 阴道排液　约 50% 患者有阴道排液,为黄色水样液体,一般无臭味,量多少不一,常呈间歇性。这是本病最具特异性的症状。

2. 腹痛　一般为患侧下腹钝痛,为输卵管膨大所致。有时呈阵发性绞痛,为输卵管痉挛性收缩所引起。当阴道排出大量液体后,疼痛随之缓解,少数出现剧烈腹痛,则系并发症引起。

3. 下腹或盆腔包块　仅有部分患者自己能在下腹部触及包块,而以腹块为主诉者更属少数。肿块可以为肿瘤本身,亦可为并发输卵管积水或广泛盆腔脏器粘连而形成。

4. 阴道流血　多发生于月经中间期或绝经后,为不规则少量出血,刮宫常呈阴性。

5. 腹水　较少见,发生率约 10%,呈淡黄色或血性。

6. 其他　增大的肿瘤压迫或累及周围器官可致腹胀、尿频、尿急、部分肠梗阻等,晚期出现恶病质表现。

 ## 输卵管肿瘤可引起不孕吗

输卵管的正常功能是女性怀孕不可缺少的条件之一,一旦输卵管因某些原因罢工,怀孕自然无从谈起。输卵管肿瘤可能会压迫输卵管,导致输卵管管腔狭窄或闭塞,对于怀孕有一定影响。临床调查发现,输卵管肿瘤常伴发不孕,原发性不孕者占 40%~50%,专家认为,这可能与输卵管炎尤其是结核性输卵管炎有关。

理论上来说,女性都有两条输卵管,只要有一条能够正常工作,那怀孕生子的梦想就能够实现。但大家不能因此就忽视了输卵管肿瘤对女性的伤害,尤其是恶性输卵管肿瘤。专家提醒广大女性,原发性输卵管癌发病年龄在 45~60 岁之间,平均为 55 岁,早期可无症状,在有症状的患者中最主要的表现为阴道排液量多,液体可为黄色水样液或为淡血水,排液可为间断性,排液时可伴有下腹疼痛及腰酸,少数患者可有里急后重,小便不畅或尿频等症状。盆腔检查时一侧或双侧可摸到粗大的输卵管或肿块,早期可能只有增厚。诊断较困难,当患者主诉反复的阴道排液或流出血水,尤其是在绝经后,未生育过的妇女,经诊断性刮宫及宫颈活组织检查均为阴性时,则应考虑有输卵管癌的可能。

沈小姐身体一直未觉得有什么异常,只是不知道为什么结婚好几年都没有怀孕。带着疑问,沈小姐让姐姐陪着自己去做了检查,结果发现沈小姐患有输卵管结核。沈小姐的姐姐对沈小姐说,她自己曾经也有过输卵管结核,没有治疗但还是怀孕了。听了这话后,沈小姐也打算放弃治疗,谁知医生对她们姐俩说,输卵管结核虽说不是一定会导致不孕,但它可以影响卵巢的排卵,会降低自然受孕的概率,所以一定要及时治疗。

 ## 什么是输卵管结核

输卵管结核是女性腹腔结核、生殖道结核和整体结核病的一种主要表现形式,女性以腹腔结核占多数,所以累及生殖道的结核也较多。因为大部分患者症状隐匿或不典型,所以其发病率难以统计。在慢性输卵管炎患者中,有 5%~10% 为结核性输卵管炎;在女性生殖器结核病变中,85%~95% 为结核性输卵管炎。

输卵管结核是由结核杆菌引起的输卵管特异性炎症性疾病,可与其他部位的结核病并存,也可单独存在。其病原体主要为结核分枝杆菌,占 90%

以上;其次为牛分枝杆菌,约占 5%。由于结核杆菌需延长染色时间才能着色,一旦着色后可抵抗盐酸乙醇的脱色作用,故又称抗酸杆菌。

输卵管结核患者以中青年女性最为常见,80%以上发生在 20～40 岁,但也偶见于青春期以前的女童及绝经期以后的老年妇女。近年来,女性生殖器结核的平均发病年龄有增高趋势,所以年龄较大的女性也应警惕发生输卵管结核的可能。

输卵管结核的临床表现有哪些

输卵管结核的症状因人而异,它会因病情的轻重不同而表现出不同的症状,很多患者除不孕外无任何自觉症状。一般来说,输卵管结核主要临床表现有以下几点。

1. 不孕　不孕是输卵管结核的主要症状,以原发性不孕为主,占 85%,少数为继发性不孕。专家解释说,由于输卵管黏膜破坏和粘连,致管腔狭窄、阻塞或丧失运输功能;输卵管周围粘连,影响管壁蠕动;输卵管间质部炎症,致管壁僵硬、蠕动障碍,影响受精卵的输送;并存的子宫内膜结核妨碍受精卵着床或闭经、卵巢功能低下,从而导致不孕或者异位妊娠。

2. 下腹疼痛　这也是输卵管结核比较常见的症状,占 25%～50%。疼痛以坠胀痛为主,经期、劳累或性生活时,疼痛会加重,程度一般较轻。若发生结核性输卵管卵巢脓肿,易继发混合性非特异性细菌感染,会出现较剧烈的腹痛。

3. 月经失调　在病变初期,由于盆腔器官或组织充血,或由于子宫内膜同时受累,常引起月经周期紊乱,表现为经量增多或不规则出血。到了病变晚期,子宫内膜萎缩、宫腔粘连,可表现为月经稀少,甚至闭经。

4. 全身症状　为结核中毒症状,表现为低热、盗汗、全身乏力、食欲缺乏及消瘦等,但缺乏特异性,又是逐渐发展的,所以很多患者常无明显自觉症状,仅在系统检查时偶然发现的。

5. 合并其他器官结核的表现　80%以上输卵管结核患者兼有其他部位的结核,最常见的为肺结核,其他依次为胸膜结核、腹膜结核、肾结核、骨结核等,可伴有相应的临床症状。

输卵管结核的病理类型有哪些

输卵管结核是女性生殖器结核的主要病变,其发病率占女性生殖器结核的90%～100%,多为双侧病变,输卵管壶腹部最易受累,越靠近子宫则病变越轻。由于感染的途径不同,结核性输卵管病变初期一般有3种病理类型。

1. 结核性输卵管周围炎　输卵管浆膜充血、肿胀,表面布满灰白色或黄色粟粒样结节,常与周围组织广泛粘连,而输卵管肌层及黏膜组织在初期并不受累,常常是弥漫性结核性腹膜炎或盆腔炎的病变之一,并可伴有少量腹水。

2. 结核性输卵管间质炎　结核杆菌由血行播散到输卵管,最初局限在黏膜下层或肌层,形成散在小结节,以后继续发展则侵犯黏膜及浆膜层。

3. 结核性输卵管内膜炎　此型也大多因血行播散所导致的。输卵管内膜首先受累,在黏膜层可见溃疡和干酪样坏死病灶,病变以输卵管远端为主,伞端黏膜肿胀,黏膜皱襞相互粘连,伞端口可发生闭锁,也可不闭锁呈烟斗状外翻。后者可使结核杆菌从输卵管播散至邻近组织和器官。

另外,由于结核杆菌的毒力和患者的免疫功能强弱不一,随着病程的进展,结核性输卵管炎还可以分为渗出型和增生粘连型两种类型的病理转归。

 ## 输卵管结核的传播途径有哪些

1. 原发性感染　输卵管结核是否存在原发性感染尚有争论。有文献指出,男性患有泌尿生殖器官结核者通过性生活途径,可使女方发生上行性感染,这类病例可称为原发性感染,但比较少见。

2. 继发性感染　输卵管结核绝大多数属于继发性感染,主要来源于肺结核和腹膜结核,其他还有肠结核、肠系膜淋巴结结核、骨结核、泌尿系结核等。其传播途径包括以下几种。

(1)血行传播:原发病灶多在肺部,经血液循环传播到输卵管,侵及间质和内膜。肺部感染则由上呼吸道侵进肺部。这是生殖器官结核的主要传播途径。

(2)淋巴系统传播:肺部感染流向四周的淋巴结,然后经淋巴管逆行传播至输卵管。结核性肠炎和结核性肠系膜淋巴结炎,可继而传播至输卵管。

(3) 直接蔓延:若结核性腹膜炎、肠系膜淋巴结结核干酪样病灶破裂或肠道、膀胱结核病灶与输卵管广泛粘连时,结核杆菌可直接蔓延到输卵管表面引起感染。

张小姐今年 38 岁。半年前因"宫颈上皮内瘤样病变、子宫腺肌瘤"在某医院接受了腹式全子宫切除术,手术还算成功。术后 1 个月复诊时也没发现什么异常。可谁知术后半年,张小姐因为劳累出现阴道有少量排液并伴下腹部轻度不适。不得已又去了医院接受妇科检查,结果发现张小姐的阴道残端偏左 1 厘米愈合不佳,切口裂开,裂开处有红色似输卵管伞部组织脱出,触血试验阳性。盆腔 B 超未发现异常。更糟糕的是,一周后张小姐又出现下腹部持续性坠痛,无放射痛,无肛坠感。后经医生诊断为因子宫切除术引起的输卵管脱垂。

 ## 什么是输卵管脱垂

输卵管脱垂是子宫切除后的一种比较少见的并发症,一般发生在腹腔与阴道之间存在相通的情况下。根据输卵管脱垂的时间可分为早期脱垂和晚期脱垂,早期脱垂是发生于子宫切除后最初几个月内;晚期脱垂则发生在全子宫切除术后多年。输卵管脱垂最常见的原因是在子宫全切除术中,将附件残端、圆韧带残端一起缝合于阴道残端上;子宫全切除术后输卵管移动性过大,有足够的长度和活动度可以达到阴道残端;腹腔镜子宫全切除或腹腔镜辅助下阴式子宫全切除中,腹膜与阴道壁没有分开缝合,缝合不严密;术中放置引流管、引流条等导致引流开口较大;拔除引流管时,将伞端带出;盆腔感染和血肿,阴道残端感染,愈合不良、裂开,输卵管粘连,伞部脱出;腹膜或阴道后穹隆闭合缺陷,代谢异常或激素治疗所致的阴道后穹隆愈合不良等都是导致输卵管脱垂的原因。

输卵管脱垂的发生率,国外报道全子宫切除术后、输卵管切除术后输卵管脱垂的发生率为 0.13%,而在阴式与腹式全子宫切除术后的比例超过

3：1。国内报道全子宫切除术后、输卵管切除术后输卵管脱垂的发生率为0.11％,在阴式与腹式全子宫切除术后的比例超过 6：1。

 输卵管脱垂的症状有哪些

国外报道,28％的输卵管脱垂的患者是没有症状的,而44％患者会出现性生活困难,39％患者出现阴道出血情况,33％患者出现阴道排液,28％患者出现腹部疼痛的情况。比较罕见的患者会出现这样的症状:以泌尿系统症状为主,性生活时排便,性生活后气腹等。

据不孕不育专家介绍,输卵管脱垂最主要的症状继发于阴道顶端处输卵管炎和阴道腹膜瘘。一般有持续、大量排液、性生活困难及出血和弥散性盆腔疼痛,症状通常出现在术后 2 周至 6 个月,也可在数年后出现,一般以左侧腰背部痛及阴道排液或合并下腹坠感等症状为主。

输卵管脱垂的体征:①阴道残端或见输卵管伞端;②出现息肉样的红色颗粒状赘生物突起;③阴道检查牵拉或触诊时出现下腹疼痛;④阴道顶端可触及输卵管的炎性包块。

韩女士结婚多年一直不孕,期间去了不少医院治疗,但最终都是徒劳无功。最近,韩女士在朋友的介绍下又去了一家大医院做检查。没想到,检查后医生告诉韩女士,她体内有一个囊肿,大小约为 **10.4 厘米×6.8 厘米**,必须立刻接受手术治疗。更为不幸的是,医生在手术过程中发现韩女士的输卵管和别的女人不一样,她的输卵管竟然没有伞端。医生说,韩女士不仅输卵管发育异常,连卵巢也和正常女人不一样。她这样的患者基本已经失去了生育能力。

 什么是输卵管发育异常

虽然输卵管方面的疾病非常多,但出现输卵管发育异常的患者在临床上还是比较少见的,且不容易被发现的。据生殖专家解释,输卵管发育异常常与生殖道发育异常并存,很可能会导致异位妊娠。输卵管发育异常主要有输卵管缺失、输卵管发育不良、双输卵管或副输卵管和输卵管憩室几种。

1. 双侧输卵管缺如　常与子宫缺如、残遗子宫等类型的子宫畸形并发。

2. 单侧输卵管缺如　常伴有同侧子宫缺如。

3. 副输卵管单侧或双侧　这是输卵管发育异常中较常见的一种。即在正常输卵管附近有一小型输卵管,可具有伞部,近侧端有管腔与主输卵管管腔相通,但也可能阻塞。副输卵管口或罕见的双腔的输卵管,可能就是畸形的变异。这些畸形可能成为不孕因素或诱发异位妊娠,因此应予以切除,进行修复、重建。

4. 输卵管畸形　输卵管发育不全、闭锁畸形、先天性闭合或伞部完全与一纤维性条索连接,并向子宫延伸。这类畸形常导致不孕或异位妊娠,且不易通过手术修复重建。

5. 输卵管中部节段状缺失　类似输卵管绝育手术的状态,缺失段组织镜下呈纤维肌性。如并存子宫畸形,则妊娠率更要锐减,并且这些输卵管成形手术,术后易发生异位妊娠。

6. 输卵管缩短、卷曲或呈囊袋状　这类畸形常见于其母亲孕期有服用己烯雌酚病史者。

输卵管异常是如何影响女性生育的

输卵管承载着受孕的运输工作,如果道路运输出现问题,那么正常受孕势必会受到影响。一般来说,输卵管异常会从以下几方面阻碍女性受孕。

1. 输卵管缺失　输卵管缺失是最常见的输卵管发育不良,分为三种情况:①单侧的输卵管缺失与单角子宫同时存在的情况,大多因为胚胎早期一侧副中肾管未能形成所致;②真两性畸形,有睾丸或卵睾侧,可能不形成输卵管。因在胚胎分化早期睾丸组织的支持细胞受 H - Y 抗原的影响,产生抗副中肾管因子,使同侧副中肾管不能形成或抑制其分化发育;③双侧输卵管缺失,这种情况比较严重,大多数伴随着先天性无子宫或子宫畸形一起存在,治愈的可能性很小。

2. 输卵管发育不良　这种情况多数表现为输卵管细长,肌层薄弱,收缩力差。简单来说,就是输卵管的功能很差,无法很好完成输送任务,很容易发生不孕或异位妊娠。

3. 双输卵管或副输卵管　这种输卵管畸形属于比较少见的,有可能是双根输卵管都可以通入宫腔,也可能有一根输卵管发育不好不能通入宫腔,这根不能通入宫腔的输卵管临床上称为副输卵管。

4. 输卵管憩室　输卵管憩室较易发生在壶腹部,这种情况下容易发生输卵管妊娠。

几个月前,刚满 18 周岁的姑娘君君突然出现上腹部隐隐作痛,以为是胃痛,服用了胃炎干糖浆,可是疼痛不但没有好转反而加重。3 天后下腹痛阵发性加剧,并且痛得不能忍受,同时她还伴有恶心、呕吐,这才来到医院就诊。经过 B 超检查提示输卵管积水,医生建议给予抗感染治疗 2 天。但是,君君的腹痛并没有因此缓解。后来,医生又为君君行腹腔镜下探查。没想到君君的左侧输卵管已经呈 720 度扭转,并形成一个不小的暗紫色包块(系扭曲的输卵管坏死形成),而周边的卵巢等组织均正常。最后,医生不得已为君君施行了左侧输卵管切除术,至此,君君的疼痛症状才得以消失。

 ## 什么是输卵管扭转

与输卵管系膜相连的输卵管可单独或与同侧卵巢一起发生扭转(附件扭转),称为输卵管扭转,是临床比较少见并缺乏特异性表现的妇科急腹症,无基础病变的输卵管扭转更为少见。

在输卵管的各种解剖学移位中,扭转是最常见的。同侧卵巢囊性增大,或输卵管因积水、积脓而囊状扩张,是引起输卵管扭转的最常见原因。卵巢旁囊肿和正常输卵管亦可发生扭转。在引起输卵管扭转的各种病因中,卵巢良性囊肿或肿瘤占 65%～80%,卵巢恶性肿瘤占 5%～15%,大多数病例发生于生育年龄妇女,有突发性下腹部疼痛。术中亦可见一侧附件扭转 1～2 圈。扭转初期,静脉回流受阻,严重的淤血导致动脉血流受阻,组织随之发生水肿、出血性梗死和坏疽。

正常输卵管与卵巢活动度极大,可旋转 90 度而不出现症状。如发生完全性扭转而未能及时诊治,可引起附件坏死甚至坏疽,导致腹膜炎等严重后果。对于儿童及年轻患者需要保留其正常生育功能的,一定要及早明确诊断。

输卵管扭转的发病原因有哪些

导致输卵管扭转的具体病因还不明确,一般包括先天因素、后天因素和外在因素三种。

1. 先天因素　包括输卵管、卵巢系膜过长或输卵管长度变异,呈螺旋形走向,具有易弯曲的特点;输卵管远端系膜发育不全或过度游离;生殖器官畸形,如单角子宫,两侧不对称,成为附件扭转的诱因。

2. 后天因素　包括输卵管病变,重量增大,如输卵管积水或输卵管积血而无粘连;卵巢因生理性囊肿(卵泡或黄体囊肿)引起脱垂,易致扭转;有输卵管双折结扎切除的绝育手术史,游离的输卵管远侧端易发生扭转;自主神经功能紊乱,输卵管蠕动异常。

3. 外在因素　包括妊娠或子宫肿瘤,子宫底升高,附件随之上升至腹腔,活动空间增大;急剧体位变动,如突然旋转或猛烈翻身;月经前期或排卵期盆腔充血;药物导致输卵管痉挛。

上述因素均为附件自身扭转的诱因,在一种或几种因素的综合作用下就可引起完全性、急性、不可逆的扭转或不完全性、间断性扭转。

输卵管扭转容易与哪些疾病相混淆

1. 异位妊娠　有月经延迟、急性腹痛及阴道流血。子宫直肠窝触痛更多发生于异位妊娠及盆腔子宫内膜异位症。β-HCG 定量试验达到一定浓度就可明确诊断。虽然约有 20% 的扭转患者同时有宫内妊娠,依靠 B 超扫描显示宫内胚囊就可鉴别附件扭转合并宫内妊娠与异位妊娠。

2. 急性盆腔炎　腹痛、触痛一般多为双侧性。急性扭转的腹痛发作较盆腔炎症更为突然和剧烈。盆腔炎症可触及双侧炎性肿块,而急性扭转的肿块一般为单侧,且更呈球状。盆腔炎症还具有相关病史:如有盆腔炎症发作史,性生活紊乱,或最近有放置宫内节育器等宫内手术操作,均可协助诊断。

3. 阑尾炎　腹痛一般从上腹部转移到右下腹部。肛诊:附件区无触痛,盆腔无异常发现;附件扭转者腹痛急剧,发作时即伴有恶心、呕吐,而阑尾炎出现的恶心、呕吐随病情进展而逐渐发生,凡主诉右下腹痛而剖腹手术不能明确诊断阑尾炎者,均应探查盆腔脏器有无异常。

4. 附件包块 没有发生扭转的附件包块一般不引起疼痛,除非包块破裂、扭转或内出血。

5. 卵巢卵泡或黄体破裂 症状不如扭转那样严重,如不再出血,症状可在1～2天内消失。发作时间与月经周期有关,常在月经中期或月经前几天,很少出现恶心、呕吐。症状严重和持续者盆腔检查时有子宫直肠窝饱满和触痛等体征。

6. 肾结石 腹痛呈剧烈阵发性疼痛,向大阴唇放射,但以季肋部、肋脊角或背部叩击痛显著,伴有血尿。无腹肌痉挛,无附件包块触及。有反复发作的既往病史。静脉肾盂造影可明确诊断。

7. 子宫肌瘤急性变性 较罕见,腹痛较剧,伴有发热,带蒂的浆膜下肌瘤容易与本病混淆,通过腹腔镜或B超检查能明确鉴别。

第二章　预防输卵管疾病

　　输卵管分别连接着子宫和卵巢,它能捕捉从卵巢排到腹腔的成熟卵子,提供精子和卵子相会的通道,同时还是受精卵分裂的最佳场所,一旦完成6~8个细胞的分裂,输卵管就会有节律的蠕动,将受精卵送到子宫腔内着床发育,所以将输卵管称为"生命之桥"一点也不过分。那如何才能让"生命之桥"不受伤呢?

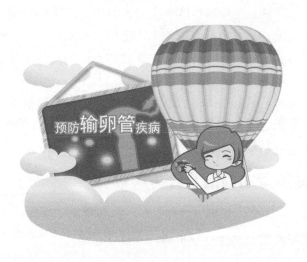

李珊婚后没多久有过一次宫外孕，为了不影响生育，李珊当时只做了腹腔镜手术，但输卵管还是保留下来了。医生担心愈合的过程会出现粘连，建议李珊又做了一次通水手术。手术后，医生告诉李珊，发生意外的一侧输卵管可能已粘连在一起，不通了，只剩下 50% 的生育机会了。对于还没生育的李珊来说，好好保养另一条健康的输卵管就变成了她目前最重要的事了。

 ## 女性该如何保养自己的输卵管

输卵管在孕育过程中起着十分重要的作用，被称为孕育生命的通道。但是，输卵管自身却又十分脆弱，一不小心就会出现问题，阻碍孕育的顺利进行。因此，有生育要求的女性尤其需要保护好输卵管这个孕育的通道。

1. 尽量避免频繁流产　很多输卵管疾病，如输卵管粘连等，都跟患者频繁流产有关，因为这样会给感染提供乘虚而入的机会。所以提醒女性朋友，做人工流产前一定要深思熟虑，能不流产就尽量不流产。当你没有能力或还不想承担起当妈妈的责任的时候，一定要做好必要的避孕措施。

2. 彻底治疗妇科炎症　由于女性特殊的生理结构给了很多病菌侵入人体的机会，所以女性很容易患上妇科炎症。专家认为，妇科炎症治疗不彻底将后患无穷，它会给女性带来很多伤害，比如造成各种输卵管疾病从而影响生儿育女等。所以，面对妇科炎症千万不能掉以轻心。

3. 杜绝不洁性生活　不洁性生活给各种传染性疾病提供了温床，所以为了健康，一定要注意性生活时的卫生。特别是在女性人工流产和产褥期，这一个月内一定要禁止性生活，因为这个时间女性的身体是最脆弱的时候，很容易给疾病提供乘虚而入的机会。

4. 发生疾病尽早治疗　现如今很多女性为了自己的事业，而对自己的健康不管不顾，形成了一股有病不去治的风气。这样只会使疾病不断的扩大，最终造成无法估量的严重后果。

 ## 改善输卵管功能的食疗方有哪些

1. 益母草炖肉　①原料：益母草 30 克，瘦猪肉 150 克。②做法：益母草炖约 1 小时，滤渣后以汤汁炖猪肉。③营养功效：益母草能活血通经，常用于治疗输卵管炎、子宫内膜炎,也有利于输卵管平滑肌的活动。

2. 川七炖鸡 ①原料:川七 15 克,鸡肉 300 克。②做法:先将川七打碎,与鸡肉一起加水适量,蒸炖 1 小时,可任意调味。③营养功效:川七甘苦微温,能止血(缩短凝血时间),又能化淤血,并有抗炎作用。川七最大特点是药食兼用,营养保健,它的叶片、嫩梢、珠芽、根部块茎都能食用,可以说浑身是宝。

3. 鸡血藤炖排骨 ①原料:鸡血藤 300 克,猪脊椎骨或肋骨 150 克。②做法:先将鸡血藤入热水浸泡、搅拌,使胶质加速溶出;再将渣捞出,另入清水中煎煮,以使剩余胶质溶出,然后将两次胶质混合煮沸,置冰箱分 10 次备用;取鸡血藤膏 1 次量,加入猪脊椎骨炖煮 1 小时以上,天然骨胶始可炖出。③营养功效:鸡血藤苦辛微寒,能补血调经,活血通络,并能抑制血小板聚集,有一定的抗炎作用,属中医的活血化瘀药范围;猪脊椎骨或肋骨中含天然胶质,有滋阴作用。

耿小姐与老公恋爱三年后终于决定结束爱情长跑,一起开始人生的新阶段。可谁也没想到的是,在婚检时,耿小姐被查出患有输卵管炎。这下,耿小姐慌了,因为耿小姐的姐姐就是因为输卵管炎结婚多年一直未能成功受孕。看着一脸绝望的耿小姐,医生安慰她说,输卵管炎说严重也严重,说不严重其实也没什么大不了的。它可防可治,只要积极地预防和治疗,患者是完全可以正常受孕的。

 ## 如何预防输卵管炎

众所周知,妇科炎症如果没有获得重视和及时的治疗,很容易使病情迁延,导致慢性炎症的发生,输卵管炎症就是其中比较常见的疾病。所以减少输卵管炎发生的关键是及早做好预防工作,以杜绝病原体的侵入。

(1)注意个人清洁卫生,尤其是自己的外阴卫生,注意防止来自洁具及卫生间内的感染。另外,在过性生活时,应注意自己及性伙伴的个人卫生。过性生活前,需清洗男女双方的外生殖器,防止病菌的顺利入侵。经期禁止性生活。

(2) 进行人工流产术、分娩术、取放宫内节育器术及其他宫腔术时,应进行严格消毒,避免经手术将病菌带入阴道及子宫,人为造成感染。

(3) 注意自身的营养保健,加强月经期、人工流产后、分娩后的营养;增强自身体质,增加抵抗力、免疫力,减少患病的机会。

(4) 积极治疗附件疾病:女性一旦患有附件疾病,应遵守不孕治疗原则,采取积极态度,彻底治疗,尽快控制病情,防止转为慢性。

(5) 如果是患有急性输卵管病症的女性患者,要取半卧位休息,防止和限制炎性液体因体位变化而流动。进食高营养、易消化,富含维生素的食品。

(6) 保持心情开朗,减少精神紧张。盼子太心切,反而不利于怀孕。特别是高龄者或结婚数年未孕者,切忌不要互相埋怨,忧心忡忡,从而干扰神经内分泌功能,引起输卵管功能紊乱,从而干扰受孕。

 ## 瑜伽能够改善输卵管炎吗

运动不仅有益健康,对于有些妇科疾病,还能达到改善病情的作用。据有关专家介绍,长时间的坐姿会使血液循环减慢,导致身体内静脉回流受阻,从而导致盆腔出现慢性充血,久而久之就容易引起慢性输卵管炎等妇科疾病。对于工作忙碌疏于运动的女性朋友来说,不妨做做瑜伽,因为瑜伽中有很多针对妇科炎症的动作,长期坚持瑜伽练习,对已患盆腔炎、附件炎、输卵管炎的女性具有较好的改善病情的作用。

1. 束脚式　具体操作方法:
(1) 脚心相对,膝向两旁打开,两手抓脚。
(2) 呼气时身体向前下落,尽量将腹部靠近脚尖。
2. 坐角式　具体操作方法:
(1) 双脚尽量向两侧打开,膝盖伸直,脚尖垂直。
(2) 慢慢吸气,举起双手。
(3) 慢慢呼气,同时身体向前下落,尽量将腹部靠近地面。
3. 反弓式　具体操作方法:
(1) 腹部贴地平躺,双臂在身体两侧伸直。一侧面颊贴地,两腿和脚踝并拢。弯曲两腿,脚跟接近臀部。左右两手分别抓住同侧脚踝。

（2）吸气,屏住呼吸,抬头。缓慢、柔和地向后拉动双腿,一直拉到自己所能接受的最大限度。屏住呼吸保持上述姿势 10 秒钟。

（3）呼气,与此同时,头和胸部向地面放下,还原。

需要提醒的是,在做瑜伽时千万要注意以下几点：瑜伽宜在空腹状态练习;在做各种瑜伽练习时一定要在自己极限的边缘,温和地伸展身体,千万不要用力推拉牵扯。如果超出自己极限边缘的动作就是错误的练习;如果在练习的过程中出现体力不支,或身体颤抖,请即刻收功还原,不要过度坚持;瑜伽的整个练习过程大量排汗,水分流失过多,练习中可适当饮水。

输卵管炎患者饮食上需要注意什么

专家指出,输卵管炎患者在饮食上应该有所注意,多摄入足够的高纤维食物,可调整月经和镇静神经。同时,多吃豆制品、瘦肉类等高蛋白食物,以补充经期所流失的营养素、矿物质,提高免疫力;多吃高纤维食物,如全谷类、水果、蔬菜等。那么,输卵管炎患者的饮食到底需要注意些什么呢？

（1）患病期间最好不要吃甜、腻的食物,例如奶油、黄油、高脂牛奶、雪糕等类似的食物,因为这些食物会增加白带分泌,从而加重病情。

（2）对于海产品,如虾、蟹、贝等一定要忌口。

（3）对于辛辣热性食物,如辣椒、胡椒、咖喱等和羊肉、狗肉、龙眼等食物要少吃,因为它们会助火生炎,加重炎症的蔓延。

（4）加强营养,提高抵抗力,可多吃鸡肉、蛋类、瘦肉、奶类、豆制品等食物,有效增强体质。

（5）适当限制脂肪,禁止摄入刺激性、油腻性、辛辣性食物,禁烟、酒。另外,还要坚持多运动。

（6）坚持少量多次地补充水分,减少水分蒸发,多吃果蔬,补充维生素 C、维生素 B 等,利于防止便秘。可多食豆类食物,因为豆类食物富含很多简单易消化的蛋白质、维生素 B、维生素 C、铁和钙质,黄豆芽和绿豆芽还富含丰厚的维生素 E。

改善输卵管炎的食疗方有哪些

输卵管炎患者可以在治疗的同时调整饮食,秋冬季节可经常食用以下食物。

1. 益母草炖排骨 ①组成:益母草 200 克,排骨 200 克,盐 5 克,水 1 500 毫升。②做法:益母草洗净,排骨洗净后,余烫去血水备用,加水先以大火煮至沸腾后再改以小火续煮 30 分钟,捞出益母草,加入盐搅匀即可。③营养功效:益母草味辛苦、凉。活血、祛瘀、调经、消肿。治疗妇女月经不调、胎漏难产、胞衣不下、产后血晕、淤血腹痛、崩中漏下、尿血、泻血、痈肿疮疡。排骨除含蛋白、脂肪、维生素外,还含有大量磷酸钙、骨胶原、骨黏蛋白等,排骨有很高的营养价值,具有滋阴壮阳、益精补血的功效。益母草炖排骨对输卵管炎患者有活血调经、利水消肿、清热解毒的功效。

2. 鸡血藤煲鸡蛋 ①组成:鸡蛋 100 克,鸡血藤 30 克,白砂糖 15 克。②做法:将鸡血藤、鸡蛋放入锅中,加两碗清水同煮沸;鸡蛋煮熟后,剥去外壳再煮沸,煮成一碗汤后加入白砂糖调味即可。③营养功效:鸡血藤苦辛微温,能活血调经、补血活血通络,并能抑制血小板聚集,有一定的抗炎作用,属中医的活血化瘀药范围;鸡血藤能养血活血、舒筋活络,与鸡蛋共食,缓解药物刺激,延长药物停留,便于药效发挥,适用于闭经、月经不调、贫血、面色苍白等症。

 自我按摩对改善慢性输卵管炎有效果吗

从中医角度来说,穴位按摩可以控制慢性输卵管炎的发展,促进好转,起到辅助治疗的作用。下面介绍一套可以在家自己做的按摩方法:

准备姿势:坐在椅子上,腰背微直,双脚平放与肩同宽,双手重叠轻放小腹部。双目平视微闭,呼吸均匀,全身放松,静坐两分钟后开始。

1. 揉按脾俞、胃俞穴 双手握拳,将拳背第二、第三掌指骨间关节放在脾俞、胃俞穴,适当用力揉按 1 分钟。(脾俞穴位于人体背部,在第十一胸椎棘突下,左右旁开 2 指宽处;胃俞穴位于身体背部,在第十二胸椎棘突下,左右旁开 2 指宽处。)

2. 揉按肾俞穴 两手叉腰,将拇指按在同侧肾俞穴,其余四指附在腰部,适当用力揉按 1 分钟。(肾俞穴位于腰部,当第二腰椎棘突下,左右旁开 2 指宽处。)

3. 揉按中脘穴　右手半握拳,拇指伸直,将拇指放在中脘穴上,适当用力揉按 1 分钟。(中脘穴位于脐上正中 4 寸处,肚脐与剑突之间连线的中点。)

4. 揉按关元穴　右手半握拳,拇指伸直,将拇指放在关元穴上,适当用力揉按 1 分钟。(关元穴:位于腹中线上,肚脐下 3 寸处。)

5. 揉按足三里穴　将一手示指与中指重叠,中指指腹放在同侧足三里穴上,适当用力揉按 1 分钟,再换另一侧。(足三里穴位于外膝眼下 3 寸,胫骨外侧约 1 寸筋间处。)

6. 揉按三阴交穴　将左下肢平放在对侧膝上,用右手拇指指腹放在三阴交穴上,适当用力揉按 1 分钟,再换另一侧。(三阴交穴位于内踝尖上 3 寸处。)

何小姐因为婚后三年未孕去医院做相关检查。经了解,何小姐 2002 年做过两次药流,2001 年做过一次药流。医生为何小姐做造影检查后发现,X 线所见:注入造影剂后,子宫充盈显影呈倒置三角形,边缘光整,未见充盈缺损。造影剂充盈至两侧输卵管伞部,可见部分造影剂自左侧输卵管进入盆腔弥散,右侧输卵管未见造影剂进入盆腔,于两侧输卵管伞部区域可见囊袋状造影堆积影。医生告诉何小姐,她患有双侧输卵管积水。

 输卵管积水该如何预防

输卵管积水是常见的女性疾病之一。它不仅影响女性身体健康,扰乱正常的夫妻生活,还会导致女性不孕。那么,女性该如何预防输卵管积水呢?

1. 正确冲洗阴道　有些女性为了保持卫生经常使用药用洗液来清洗阴道,专家认为,这样做很容易破坏阴道的酸碱环境反而容易感染上念珠菌性阴道炎。所以保持阴道干净最好的办法是用清水进行冲洗。

2. 保持个人卫生 临床上,大部分输卵管积液是由女性内生殖器发炎,附件发炎,盆腔发炎所造成的,而性生活不洁是重要的致病因素。所以,经期内避免过性生活,过性生活前,建议仔细清洗男女双方的外生殖器,防止病菌的入侵。

3. 防止滥用抗生素、消炎药 抗生素会抑制阴道的乳酸杆菌,扰乱阴道的酸碱平衡,改变阴道的微环境,导致局部的念珠菌性阴道炎,进而分泌出炎性液体从而引起输卵管积液。

4. 重视妇科体检 有些疾病一般在初期没有明显症状,50%的非淋菌性尿道炎没有症状。女性至少一年要做一次妇科检查,这样可以做到疾病的早发现、早治疗。

5. 注意无菌操作 需进行人工流产术、分娩术、取放宫内节育器术及其他宫腔术时,应进行严格消毒,避免经手术将病菌带入阴道及子宫,人为造成感染。

6. 注意自身的营养保健 加强月经期、人工流产后、分娩后的营养,注意进食高营养、易消化、富含维生素的食品。增强自身体质,增加抵抗力、免疫力,减少患病的机会。

输卵管积水患者该如何进行饮食调理

俗话说:"三分治七分养。"良好的饮食调理对于疾病的预防和调理通常能起到事半功倍的作用。面对输卵管积水,患者如果能够积极重视自身饮食方面的营养和调理,有效地改善身体功能,就能够促进病情的恢复。对于健康的女性来说,也可以通过以下的饮食调理,来达到预防和改善输卵管积水的目的。

(1)饮食以清淡为主,尽量减少摄入辛辣刺激酸冷的食物,这样可以减少因食物的刺激而对输卵管造成的不利影响,如造成内部积液出现蔓延,引起身体不适等。

(2)搭配食用蛋白质高的食物,这样可以在增强自身免疫力的同时,调理生息,减少病原菌的侵入,减少发生输卵管积水的可能。同时搭配新鲜的水果来补充维生素以及微量的矿物质元素。

(3)建议女性患者适当地吃些粗粮食物,这样膳食纤维的补充对输卵管积水能够起到很好的调理作用。

在一家公司从事文员工作的柳小姐因为工作的关系,虽然未婚却被诊断患有附件炎。这让柳小姐的母亲担心坏了。最近在下班以后,特别是睡觉之前,柳小姐总是觉得自己的腰有些酸疼,她怕自己的肾脏有问题,就去医院进行了肾功能检查,可所有数据显示她的肾功能完全正常。医生提醒她去妇科做了一次检查。对于还没有性生活的柳小姐来说,她怎么也不会相信自己居然得了一种被称为附件炎的妇科疾病。可是,事实就是如此。

妇科医生介绍说,附件炎与她长期坐位的工作有关。因为柳小姐还没有婚育,所以医生提醒柳小姐,在做好附件炎的治疗工作的同时,还要避免附件炎的复发。

 ## 如何预防附件炎

1. 树立信心,调整情绪　对于已经患上附件炎的患者,因为附件炎病情比较顽固,可能会反复发作,因此常常让人精神负担过重,因此要树立治好的信心,保持心情的愉快,积极锻炼,增强体质,这样才可以提高抗病能力。

2. 注意饮食调理　饮食应食用高营养、易消化、富含维生素的食物,这样才可以增强自身的抵抗能力;多吃清淡有营养的食物,如鸡蛋、豆腐、赤豆、菠菜等;多喝白开水,帮助身体排毒,建议每日饮水量 2 000～3 000 毫升。

3. 注意个人卫生　附件炎患者在治疗期间,一定要注意个人卫生,避免性生活。此外,需注意保持外阴部位清洁,每日用温水清洗外阴,勤换洗内裤。

4. 预防性传播疾病　性病在一定程度上是通过性生活进行传播的,因此需要大家积极地预防性传播疾病,有效地保护输卵管、卵巢不受病原菌影响。

5. 做好经期护理　处在月经期间的女性,因为身体抵抗能力下降,这个时候如果不做好经期护理,就很容易给细菌提供感染的机会,因此在预防的时候需要做好经期护理工作,避免急性附件炎等疾病出现;月经期禁止性生活,以免感染;月经垫要注意清洁卫生,最好用消毒卫生纸。

6. 定期妇检　世界卫生组织的倡议是成年女性每年至少接受 2 次专业医生的妇科检查,及早发现病变。一旦出现包括常见的痛经、白带异常等细微不适,都不可掉以轻心,这些都是生殖道感染的警报。

7. 注意分娩、流产后护理　进行人工流产、放置宫内节育环或其他宫腔手术及分娩,应到正规医院,以避免消毒不严格,人为造成感染。女性在正常分娩或者流产之后,患者体质差会影响机体的抵抗能力,疾病在这个时候很容易出现,因此需要注意卫生,把好护理这一关以预防疾病。

8. 及时治疗邻近器官疾病　在盆腔或输卵管邻近器官发生炎症的时候,如不能及时地治疗,就会导致炎症的蔓延扩散,因此需要及时治疗邻近器官疾病,避免直接蔓延引起输卵管卵巢炎、盆腔腹膜炎。

9. 治疗附件炎一定要确保足量的疗程　患者切忌在病症稍有减轻就放松治疗,以免导致疾病无法根治,病情反复发作。此外,病症得到缓解后,患者还应接受定期、适当的检查,及时了解病情治疗情况。

 ## 附件炎患者饮食上需要注意些什么

（1）多吃高纤维食物,如蔬菜、水果、全谷类、全麦面、糙米、燕麦等食物。摄入足够的高纤维食物,可促进毒素排出,增加血液中镁的含量,可调整月经和镇静安神。这是附件炎患者的饮食中最为重要的。对于月经量较多的附件炎患者,应多摄取菠菜、蜜枣、红菜(汤汁是红色的菜)、葡萄干等含铁量多的食物,以利补血。

（2）摄取足够的蛋白质,多吃瘦肉类、蛋、豆腐、黄豆等高蛋白食物,以补充经期所流失的营养素、矿物质,提高免疫力。

（3）服用维生素。有临床观察显示,附件炎引起痛经的患者在天天摄取适量的维生素及矿物质之后,已较少发生痛经。因此建议服用复合维生素及矿物质,最好是含钙且剂量低者,一天可服用数次。

（4）补充矿物质。钙、钾及镁矿物质,也能帮助缓解附件炎引起的痛经。附件炎时抵抗力下降,女性患者不妨在月经前夕及期间多吃一些瘦肉类、蛋、豆腐、黄豆等食物,增加钙及镁的摄取量,以利于补充矿物质和营养。

（5）避免吃辛辣刺激性食物以及太热、太凉或温度变化过大的食物。

（6）避免咖啡因。咖啡、浓茶、可乐、巧克力中所含的咖啡因，会使你神经紧张，可能促成月经期间的不适，附件炎的饮食调节中应避免饮用这些饮品。

哪些不良行为容易导致附件炎的发生

1. 性生活以及与性生活有关的活动　性生活中以及与性生活有关的因素，如器具避孕、流产或分娩等，都可能使病菌乘机侵入而遭受感染。不少女性婚后就是这样中招的，如使用了宫内节育器，又不注意个人卫生，给细菌入侵开了方便之门；经期过性生活，将细菌通过阴道带入女性体内从而造成感染；或分娩、流产后抵抗力下降，病原体经生殖道上行感染并扩散到输卵管、卵巢，继而殃及整个盆腔；淋病等性病感染后，致病菌沿黏膜向上蔓延，引起输卵管、卵巢感染而发炎。

2. 长时间保持坐姿　长时间坐着而缺少活动，血液循环特别是下肢血脉不畅，导致静脉回流受阻，影响子宫附件的正常排毒功能而发生炎症。

3. 常穿紧身或不透气的内裤　紧身裤会使阴部不透气，阴道排泄物积聚，引发炎症，并上行而诱发附件发炎。

4. 其他病症未能积极采取治疗措施　体内其他部位潜藏感染病灶未经及时治疗，病原菌可经血行而流窜至输卵管与卵巢作案，以结核类感染最为常见；盆腔或输卵管邻近器官发生炎症，如阑尾炎等，也可殃及附件，这类炎症一般局限于邻近的一侧输卵管及卵巢；性病，如梅毒、淋病等的病原体可潜入内生殖道。

5. 阴部清洗不科学　用水清洗的正确顺序应是先清洗会阴部再清洗肛门。如果先洗肛门再洗会阴，将肛门处的细菌带入阴道，或经期使用盆浴等，病菌也会上行侵入内生殖器。

结婚半年多的吴小姐怀孕了，可惜查出来是输卵管妊娠，伤心至极的吴小姐只能在家人的陪同下去医院做了手术，切掉了一侧的输卵管。虽然生育机会降低了一半，但因为吴小姐还处在生育最佳年龄，身体状况也还不错，所以医生告诉吴小姐，她完全可以再怀个健康的宝宝。经过半年多的调养,吴小姐打算要孩子。可是她担心再次发生输卵管妊娠,在备孕之前,特地去医院进行了相关咨询。

如何预防输卵管妊娠

1. 预防炎症性疾病 ①严格控制性传播性疾病,避免不洁性生活、注意阴道卫生,避免用"冲洗液"冲洗阴道,因为频繁地阴道冲洗会破坏阴道内环境的平衡,上行性感染导致输卵管盆腔炎、输卵管妊娠等;②减少宫腔操作次数,做好避孕,尽量减少流产次数;③当患急性盆腔炎时,治疗应正规彻底,避免慢性盆腔炎的发生。

2. 注意操作规范 手术操作需确保无菌、仔细,止血严密,预防术后感染引起的输卵管粘连、扭曲、阻塞。行输卵管切除应严格按正规方式行全输卵管切除术,防止残端输卵管妊娠。

3. 早期治疗子宫内膜异位症 当发现患有盆腔子宫内膜异位症时要早期行腹腔镜手术,清除病灶,防止病情进展,累及输卵管,引起输卵管粘连、扭曲、阻塞,从而导致输卵管妊娠的发生。

4. 预防持续性异位妊娠 仔细彻底清除妊娠组织,术中常规于病灶两端输卵管及系膜下注入甲氨蝶呤。正确选择保守性手术病例,可有效避免输卵管妊娠保守性手术后的持续性异位妊娠的发生。术后严密监测 β - HCG 下降情况并及时治疗,可降低持续性异位妊娠的危险。

5. 预防反复性输卵管妊娠 相关统计发现,初次输卵管妊娠治愈后再次患上输卵管妊娠的概率高达 10%～40%,严重伤害了患者的身心健康,危重者甚至可危及生命,部分患者因此丧失生育功能。即使是病情治愈者,其心理创伤亦较重,严重影响患者的生育质量。据调查,再次输卵管妊娠的相关因素中,输卵管炎为高危因素,为防止再次发生,在治疗初次输卵管妊娠的同时,应针对其病因,有效治疗输卵管炎症,解决输卵管通而不畅、蠕动不良的问题。

预防异位妊娠需要注意些什么

输卵管妊娠属于异位妊娠的一种,那么异位妊娠又该如何预防呢?专家给出了以下几点建议:

1. 做好避孕措施 反复流产容易引发输卵管炎、盆腔炎等妇科炎症,从而导致异位妊娠。所以,如果不想生小宝宝,一定要做好避孕措施,从根本上杜绝异位妊娠。

2. 及时治疗妇科炎症 如盆腔炎、输卵管炎等炎症会使输卵管黏膜发生粘连、狭窄、不规则的现象,这些病理改变导致输卵管壁肌肉蠕动减弱,从而影响孕卵的运送,最终增加发生异位妊娠的可能性。

3. 注意个人卫生 女性要注意个人卫生,尤其是经期卫生,防止生殖系统的感染,避免异位妊娠的发生。

4. 做好孕前检查 如果想要生小宝宝,夫妻双方在怀孕前一定要到医院做孕前检查,尤其要做妇科检查,因为一些妇科炎症也会引发异位妊娠,如子宫肌瘤、子宫内膜异位症等。

5. 养成良好的生活习惯 良好的生活习惯也是预防异位妊娠的方法之一。专家指出,女性不要抽烟喝酒,因为尼古丁和乙醇对孕妇和胎儿有很大的危害。因此,在备孕期间,家属及女性本人都不要抽烟喝酒。

 ## 跳绳为什么可以预防异位妊娠

最近有研究指出,女性多跳绳可以有效预防异位妊娠。专家认为,对于正在备孕的女性来说,为了不影响精子和卵子的结合,在精子进入体内的 20 个小时之内,最好不要跳绳。除此之外,女性可以尽情地跳。

跳绳时身体的上下颠簸,可以抖动体内的五脏六腑,对子宫及其周围的韧带、系膜等也都可以起到震颤、按摩的理疗作用。而对于在腹腔内横置排列、相对游离的输卵管和卵巢,则既有节律性的颤动,又有拉抻作用;相当于"做体操"。这种"输卵管体操"的保健作用,其他方法很难代替。"生命在于运动""用进废退"等生物法则,同样适合于输卵管等内生殖器官。

连续而规律的"输卵管体操",是一种适宜刺激,它可以活跃微循环,提供充分的营养和氧气,增强新陈代谢。经常跳绳的适宜刺激,十分有助于女性输卵管等内生殖器官平滑肌、分泌细胞等组织结构的生长、发育,促进功能的健全和完善。

而对于育龄妇女,则可以增强输卵管蠕动,促进激素及其他辅助生殖液体的分泌,保证对卵子、精子和受精卵的"接""请""送"等功能,从而避免受精卵运行受阻,不能到达子宫腔,就在输卵管内着床、发育,形成输卵管妊娠的可能性。有人用精密仪器监测排卵过程,发现身体上下跳动可以促使卵子更顺利、更准确地进入输卵管开口,这也有力地证明了"输卵管体操"的保健效应。

跳绳对于生殖系统的保健及维护其功能的完美,十分有益。此外,由于跳绳具有全方位的健身效应,可以全面地增强体质,心、肺、神经-内分泌及运动系统等功能的增强,也是减少异位妊娠的促进因素。

今年已奔三的仇女士,因为事业心强,一直把精力放在事业上,结婚 4 年来生育的担子始终放在一边不曾去想。曾经有过 3 次怀孕,但是一心想要让事业再上一个台阶,所以 3 次都没有留下孩子,虽然知道多次流产对女性生殖健康有害,会引发不孕,但是在当时的情况下,她并没有做过多的考虑。在一次朋友聚会上,仇女士偶然得知自己的一个朋友因为频繁流产导致输卵管粘连,一直生不了孩子,老公也因此离开了她。听到这个消息后,仇女士突然想到了自己的 3 次流产经历。自己总归是要生儿育女的,万一因为频繁流产导致输卵管粘连,那自己就必然会重复朋友的命运。于是,仇女士走进了医院,向医生咨询预防输卵管粘连的办法。

 ## 如何预防输卵管粘连

1. 经期需要特别注意卫生　月经期间子宫内膜剥脱,宫腔内血窦开放,并有凝血块存在,这是细菌滋生的良好条件。如果在月经期间不注意卫生,使用卫生标准不合格的卫生巾或卫生纸,或有性生活,就会给细菌提供逆行感染的机会,导致盆腔炎。

2. 避免不洁性生活　夫妻在性生活的时候,由于男性阴茎要进入女性阴道以内,如果男性不注意卫生,很容易将细菌带入到女性生殖道内,使阴道的黏膜失去保护作用,引发炎症,进而发生上行感染,就会引发输卵管炎,诱发输卵管粘连。

3. 流产或产后防止感染　患者产后或小产后体质虚弱,宫颈口扩张后尚未很好地关闭,此时阴道、宫颈中存在的细菌有可能上行感染盆腔。如果宫腔内尚有胎盘、胎膜残留,则感染的机会更大。

4. 防止其他生殖系炎症的发生　最常见的是发生阑尾炎、腹膜炎时,由于它们与女性内生殖器官毗邻,炎症可以通过直接蔓延,引起女性盆腔炎症。患慢性宫颈炎时,炎症也能够通过淋巴循环,引起盆腔结缔组织炎。

5. 妇科手术后抗感染　行人工流产术、放置宫内节育环或取出宫内节育环手术、输卵管通液术、输卵管造影术、子宫内膜息肉摘除术或黏膜下子宫肌瘤摘除术时,如果消毒不严格或原有生殖系统慢性炎症,就有可能引起术后感染。也有的患者手术后不注意个人卫生,或术后不遵守医嘱,有性生活,同样可以使细菌上行感染,引起盆腔炎。

 ## 吃什么可改善输卵管粘连

输卵管粘连的情况发生后,精子会无法正常地进入到输卵管中,而导致无法和卵子相结合,从而引起女性患者的不孕。还有一种侥幸的情况,就是形成了受精卵,但是因为受精卵的体积较大,又在粘连的环境,容易使得受精卵不能顺利进入到女性的宫腔,而是引起异位妊娠的现象。而预防和改善输卵管粘连饮食的调节非常重要。

(1) 应该多食肉类、鱼类、海带、紫菜、海米等产品。

(2) 最好每天一杯鲜奶。每日的主食摄入,应该富含维生素 B 以及微量元素,粗粮也要多吃。

(3) 新鲜的蔬果不能少。充足的新鲜蔬果的补充能够满足身体每日所需要的一些维生素 A、C 还有钙质与铁等元素。

(4) 应多食用豆类的食物,豆类的食物当中含有大量且容易消化的蛋白质、维生素 B、维生素 C、铁与钙质,黄豆芽与绿豆芽还含有非常丰富的维生素 E。

 ## 如何预防手术后的输卵管阻塞复发

很多输卵管阻塞的患者都有这样的经历,经过治疗后,输卵管通了,可是不久之后又堵上了。就这样一直处在通了又堵,堵了再通的恶性循环之中,这让很多患者都苦不堪言。所以,输卵管堵塞患者经过治疗,在输卵管通了之后一定要做好预防输卵管再堵上的措施。

1. 避免搬运重物或走太多的路　输卵管堵塞患者行手术治疗后,要避免走太多的路或搬动重物,以防止腹部用力或牵拉而引起子宫收缩,对患者的康复不利。

2. 要有一个相对安静的休息环境　手术后,要保证输卵管堵塞患者能够在安静的环境中休息,尤其在感到疲倦时,应及时躺下休息,并保持安静,对缓解疲劳会很有效,可以有效预防输卵管再次堵塞的危险。

3. 保持身心放松　精神疲劳和身体疲劳一样会导致各种身体问题,所以千万不要积存压力,尤其是手术后的输卵管堵塞患者,压力积攒后容易出现腹部变硬的症状。因此,患者在康复阶段,面对生活或工作压力最好能做到身心放松。

4. 做好保暖工作　空调会使下肢和腰部过于寒冷,容易导致宫颈炎症的发生,进而引发输卵管堵塞。在空调房里,手术后的输卵管堵塞患者最好穿上袜子,盖上毯子,避免身体着凉。

 ## 吃什么可改善输卵管不通

输卵管不通和输卵管堵塞一样,都容易导致输卵管性不孕。那么,女性该如何通过饮食调理改善输卵管不通或输卵管堵塞的现象呢?

1. 新鲜瓜果蔬菜　女性每日应该多摄食蔬菜、水果,这些基本可以满足身体所需的维生素 A、C 以及钙和铁质等。

2. 蛋类　每天应加食 1~2 个鸡蛋,因蛋类物质含有丰富的蛋白质、钙、磷以及各种维生素。

3. 豆类　豆类一般含有大量易于消化的蛋白质、维生素 B、维生素 C、铁和钙质。黄豆芽、绿豆芽还含有丰富的维生素 E 等。

4. 鱼和肉类　鱼、各种肉类可供给女性大量所需的蛋白质,每日的饮食应该适当增加摄入量。

5. 碘　多食海带、紫菜、海鱼、虾米等海产品,可以保证碘的充足摄入。

徐小姐名牌大学毕业后,顺利地进入一家银行工作,因为自身条件比较好,毕业没多久,徐小姐就找到了十分爱她的高富帅老公。可是,在别人眼里已经十分幸福的徐小姐并不开心,因为结婚一年多了,徐小姐的肚子却没有大起来。徐小姐很担心,因为她妈妈就曾因输卵管肿瘤切掉了输卵管,也因此失去了生二胎的机会。徐小姐还没有生过孩子,她很怕自己和妈妈一样,患上可怕的输卵管肿瘤。

输卵管肿瘤该如何预防

好莱坞女星安吉丽娜·朱莉这两年引起了女性朋友的极大关注,原因不是她演了新的电影,而是她为了预防乳腺癌,去年切除了乳腺,今年为了预防卵巢癌,又欲切除输卵管。要知道,输卵管是女性生育必不可少的生殖器官,一旦切除了输卵管,就意味着女性失去了生育功能。所以,女性一定要善待自己的输卵管。专家介绍说,输卵管肿瘤罕见,良性较恶性更少。良性肿瘤偶见的有乳头瘤、腺瘤等。恶性肿瘤中原发性输卵管癌在女性生殖道癌中发生率最低,仅为 1% 以下,主要为腺癌;继发性输卵管癌则比较多见,占输卵管恶性肿瘤的 80%～90%,常来自卵巢癌,其次为宫颈癌。

输卵管肿瘤该如何预防呢?

1. 注意饮食　健康的饮食是保证健康的前提。女性朋友在日常生活中,需要从饮食方面做好相应的预防,应以清淡的饮食为主,切忌不要食用辛辣刺激的食物,可多食用一些新鲜的水果和蔬菜,并且高脂肪的食物也不要过多的摄取。研究指出,大蒜、洋葱、韭菜、细香葱都含有丰富的硫化物,有抗癌效果。大蒜与抗癌的关联仍需长期研究加以证实,但大量摄取蔬果确实有助减少其他癌症与心脏病的风险。

2. 养成良好的生活习惯　一定要避免抽烟和喝酒,因为这些会刺激病菌对输卵管进行入侵,长时间的刺激会引起女性出现输卵管肿瘤。并且女性朋友还应养成健康的生活习惯,避免熬夜,每天保证充足的睡眠,并且坚持锻炼,提高自身的抵抗力和免疫力。

3. 避免多次人流　多次人流会对女性的子宫造成严重的伤害,尤其是在人流后没有做好相应护理措施的女性,还会对输卵管造成严重的伤害,从而降低了输卵管对病菌的抵抗力,导致女性患上输卵管肿瘤。

4. 减少和预防不利因素　治疗期间禁过性生活。治愈后或有复发者,要注意预防感冒、劳累等诱发因素,以减少输卵管肿瘤的复发。

5. 对局部损害的护理　应注意保持阴部清洁和干燥,防止继发感染。避免不洁性交及不正当的性关系,活动性生殖器疱疹患者绝对禁止与任何人发生性关系。

如何通过营养饮食来预防肿瘤

随着物质生活水平的普遍提高以及食物选择的日益丰富,因饮食不合理所导致各种疾病的患者也越来越多。如乳腺癌、肠癌、肺癌、食管癌、输卵管癌等肿瘤的发病均与饮食密切相关,而合理安排饮食也能有效预防肿瘤。专家强调,改变营养不良状态,通过合理营养,调整饮食习惯可以预防30%~40%的肿瘤。

1. 维持健康体重　超重及肥胖者的肿瘤发病率要显著高于体重正常者,如乳腺癌、子宫内膜癌、肾癌、宫颈癌、膀胱癌、卵巢癌、前列腺癌、输卵管癌等。而超重及肥胖的肿瘤患者治疗预后较体重正常的肿瘤患者差,原因是超重及肥胖者肿瘤控制更加困难,第二肿瘤风险升高,并发症如心血管疾病、糖尿病等增加。所以,维持健康体重既是有效的预防肿瘤发生的措施,也是有效延长肿瘤患者生命的重要措施。

2. 减少热量摄入　限制热量的摄入,可以从减轻氧化损伤、增加细胞凋亡和影响代谢酶功能等多种机制影响机体,使血糖下降、胰岛素水平降低,同时增强自我吞噬能力和某些 DNA 修复过程,从而防治与肿瘤的发生发展有千丝万缕的联系的各种代谢性疾病。所以,为了自身健康一定要"管住嘴"。

3. 减少红肉摄入　红肉会增加多种肿瘤的发病率,而白肉没有这种作用。减少红肉摄入是近年来常被提及的防癌措施。另外,加工肉制品如香肠、腌肉、火腿等统称为加工肉,加工肉与红肉的作用相似,也会提高多种肿瘤的发病率。

动物肉类含优质蛋白质,优于植物蛋白质,建议多吃白肉,每周推荐白肉 2~4 次,每次 50~100 克。

4. 减少脂肪摄入　研究报告称,脂肪占饮食能量＜20％时,就可以将乳腺癌的复发风险降低24％,对雌激素受体阴性乳腺癌效果更加显著。而大量饱和脂肪酸的摄入可以缩短前列腺癌的无病生存期,单不饱和脂肪酸可以延长生存时间。

5. 增加果蔬摄入　水果、蔬菜含有丰富的维生素、矿物质、抗氧化剂,对正常人群具有良好的肿瘤预防作用,对肿瘤患者则可减少并发症,如心血管疾病,进而延长肿瘤患者生存时间。

6. 增加谷物摄入　专家介绍,植物化学物在实验室研究中显示出良好的抗肿瘤生成作用,它们或单独阻止肿瘤的发生,更可能是联合作用。全谷物包括(大、小、黑、燕)麦、(大、黄)米、玉米、高粱、黍等。它们含有丰富纤维、微量营养素等。

 ## 输卵管肿瘤患者的饮食原则有哪些

专家介绍,输卵管肿瘤患者一定要忌烟酒和辛辣刺激性以及脂肪含量高的食物,且多吃以下食物可以预防疾病复发,有利于病情改善。

(1) 宜多吃具有抗卵巢肿瘤作用的食物,如海马、鳖、龙珠茶、山楂。

(2) 出血宜吃羊血、螺蛳、淡菜、乌贼、荠菜、藕、蘑菇、马兰头、石耳、榧子、柿饼。

(3) 感染宜吃鳗鱼、文蛤、水蛇、针鱼、鲤鱼、麒麟菜、芹菜、芝麻、荞麦、油菜、香椿、赤豆、绿豆。

(4) 腹痛、腹胀宜吃猪腰、杨梅、山楂、橘饼、核桃、栗子。

(5) 宜多吃具有健脾祛湿作用的食物,如山药、扁豆、莲子、薏苡仁、蚕豆、绿豆、黑木耳、豇豆、核桃仁、芹菜。

(6) 黄带、血性白带为湿热,宜多喝汤水、饮食清淡,多吃新鲜蔬菜,如芹菜、冬瓜、苋菜、西瓜、绿豆、荸荠、紫菜、木耳等。

 ## 原发性输卵管癌患者饮食禁忌有哪些

对于原发性输卵管癌患者来说,平时进食一定要坚持定时定量,并注意保证合理的营养,以增强体质。术后饮食应以半流食为主,食用容易消化的食物,减轻胃肠负担。忌烟、酒及高脂肪饮食;忌煎炒、油炸类燥热性食物;

忌辛辣刺激、肥甘厚腻、烧烤、腌制类等食物。

另外，输卵管癌患者在饮食方面还需注意以下几点。

（1）多吃牛奶、鸡蛋、豆浆、瘦肉、动物内脏等。

（2）多吃具有健脾祛湿作用的食物，如山药、核桃仁、扁豆、薏苡仁、莲子、蚕豆、黑木耳、绿豆、豇豆、芹菜。

（3）黄带、血性白带者：多喝汤水、饮食清淡，多吃新鲜蔬菜，如芹菜、苋菜、冬瓜、绿豆、荸荠、西瓜、紫菜、木耳等。

（4）感染者：多吃海鳗、文蛤、芝麻、荞麦、芹菜、油菜、香椿、赤豆、绿豆、水蛇肉、陈小麦、鲤鱼等。

（5）出血者：多吃羊血、螺蛳、荠菜、藕、蘑菇、石耳、柿饼、马兰头、大蒜、淡菜、乌贼。

（6）胀痛者：多吃猪腰、海鳐鱼、山核桃、杨梅、山楂、橘饼、胡桃、栗子等。

今年刚满 **20** 周岁的丹丹最近发现自己身上的一些很奇怪的现象：平时身体很好，但一到经期就开始出现发热症状，有时甚至高达 **39℃** 左右，经期过后，热度又自然地消退了。而且，丹丹还有午后潮热的症状。丹丹将自己的状况跟妈妈说了之后，妈妈不放心，便带丹丹去医院做了一次比较全面的检查。结果医生说，在丹丹身上出现的情况正是女性生殖器官结核特有的发热表现。而经过检查确定，丹丹患的是输卵管结核。

 ## 如何预防输卵管结核

输卵管结核多为继发感染，肺结核常为其原发病灶，除加强防治结核措施教育外，应普遍对儿童期的孩童接种卡介苗，积极治疗肺结核及身体其他部位的结核，增强体质，养成良好的卫生习惯，杜绝结核病传播。具体来说，预防输卵管结核要从以下几点做起。

1. 增强自身体质　积极参加体育活动，增强体质，提高抵抗力，对预防本病的发生有重要意义。

2. 积极治疗结核病　青春期少女如结核菌试验阳性,立即进行接种卡介苗,如发现患有肺结核,应给予积极正规治疗,防止结核病扩散至内生殖器。

3. 不孕妇女积极治疗结核　当不孕妇女有生殖器结核可能时,应尽快到医院检查确诊,以便及时治疗。如果生殖器结核在初发时即已确诊并获得足量的化疗,则患者取得正常足月妊娠机会可能会有所增加。

 ## 输卵管结核患者的饮食需注意些什么

对于输卵管结核患者来说,饮食方面需要注意些什么才能有效地预防疾病复发或者病情加重呢?

专家建议输卵管结核患者多食用以下食物:

1. 富锌食物　植物性食物中含锌量比较高的有豆类、花生、小米、萝卜、大白菜等;动物性食物中,以牡蛎含锌最为丰富,此外,牛肉、鸡肝、蛋类、羊排、猪肉等含锌也较多。

2. 动物内脏　这类食品中含有较多量的胆固醇,其中的肾上腺皮质激素和性激素类物质对增强性功能有一定作用。因此,可适当地食用。

输卵管结核患者不宜过量食用含有胡萝卜素类食物,因为过量的胡萝卜素会影响卵巢的黄体素合成、分泌量减少,有的甚至会造成无月经、不排卵,或经期紊乱的现象,增加女性不孕的可能性。

这种情形最早是在精神性厌食症患者身上发现的,即使她们不吃东西,没有月经,抽血仍发现血中胡萝卜素过高,后来在一些非精神性厌食症的女患者身上发现,如果大量吃胡萝卜,会造成血液中胡萝卜素偏高,而出现女性不孕、无月经、不排卵等异常现象。研究人员解释这可能是胡萝卜素干扰了类固醇合成所造成的。另外,咖啡、乙醇等也会造成女性不孕的发生,女性应避免过多摄入。因此,以上几种食物,输卵管结核患者最好不要吃。

今年38岁的梅女士半年前因"宫颈上皮内瘤样病变、子宫腺肌瘤"行腹式全子宫切除术,术后1个月复诊时无异常。术后半年,因劳累后阴道排液少量伴下腹部轻度不适就诊,行妇科检查,发现阴道残端偏左1厘米愈合不佳,切口裂开,裂开处有红色似输卵管伞部组织脱出,触血阳性。盆腔 B 超未探及异常,未予特殊治疗。一周后出现下腹部持续性坠痛,无放射痛,无肛坠感。去医院检查后,医生给出的结论是输卵管脱垂。

 ## 如何预防输卵管脱垂

国内有研究者发现,子宫切除术中同时切除输卵管的 100％有慢性炎症,且患者术后腹痛、附件包块和压痛明显较未切除者轻,并可预防输卵管脱垂的发生。国外相关报道的未行子宫切除的腹腔镜下盆腔子宫内膜异位症病灶切除术,因术中出现腹腔阴道瘘,故出现了输卵管脱垂。在其他手术时防止腹腔阴道瘘产生是预防输卵管脱垂的重要办法。

那么,日常生活中还有什么方法可以预防输卵管脱垂呢? 专家认为,全子宫切除术后输卵管脱垂的预防主要措施有:①术前做好准备;②术中缝合阴道残端时应仔细,将腹膜和阴道壁分开缝合;③避免不必要的经阴道放置引流管或引流条;④术后 3 个月开始性生活等。

输卵管是一对相对顺直的管腔,如果"山路十八弯",形成输卵管扭曲,那就会引发女性不孕。对于这点,家住浙江温州的沈小姐是深有体会。结婚之前,在一次妇科检查中,沈小姐知道自己有点轻微的输卵管积水,当时因为没急着要小孩,沈小姐对此也没有太在意。可是在婚后备孕两年未果后,沈小姐才意识到事情的严重性。等到医院检查时,她的输卵管积水已经转化成输卵管扭曲了。

 ## 如何预防输卵管扭转

输卵管很细,最细的部位甚至像头发丝一样。如果存在炎症反应,如阴道炎蔓延到输卵管,就会使输卵管扭曲变形,以致管腔部分阻塞。虽然精子可能会勉强通过,并与卵子会合,但形成的受精卵逐渐长大后,容易滞留在输卵管,形成输卵管妊娠。所以,女性朋友一定要做好输卵管扭转的预防工作。

（1）妇科疾病、附件疾病要积极治疗，防止触发输卵管畸形。

（2）要注意自己的外阴卫生及个人清洁卫生；注意防止来自洁具及卫生间内的病菌感染，谨防输卵管畸形的发生。

（3）过性生活之前，男女双方的外生殖器都应清洗干净，防止致病菌的入侵。当女性阴道有出血症状时，禁止过性生活。

（4）注意自身的营养保健，加强月经期、人工流产后、分娩后的营养；增强自身体质，增加抵抗力、免疫力，减少患病的机会。

（5）妇科手术时要选正规医院，防感染。需进行人工流产术、分娩术、取放宫内节育器术及其他宫腔术时，应进行严格消毒，避免经手术将病菌带入阴道及子宫，人为造成感染。

（6）患有急性输卵管损伤病症的女性患者，要取半卧位休息，防止和限制炎性液体因体位变化而流动。进食高营养、易消化，富含维生素的食物。

第三章　检查输卵管疾病

　　全面、准确而及时的检查不仅能够帮助医生正确诊断和治疗疾病，还能帮助患者本身准确了解自己的健康状况，并做好预防工作。输卵管是女性的重要生殖器官，女性想要顺利地生儿育女，必须保证输卵管的"正常工作"。当你怀疑自己的输卵管可能出现了某些状况时，别忘了去医院做个检查！

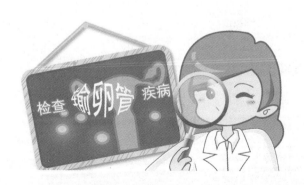

侯小姐的身体最近出现了一点异常，"有经验"的朋友告诉她，她可能患了输卵管炎。因为正在备孕，侯小姐对于朋友的善意提醒非常紧张，要求老公带自己做个相关的检查。没生病最好，万一真生病了，还可以及时治疗。那么，输卵管炎到底要做哪些检查呢？有哪些要求呢？对此，侯小姐有些迷茫。

 ## 确诊输卵管炎的检查方法有哪些

1. 输卵管造影　输卵管造影是确诊输卵管炎最可靠的方法，通过导管向宫腔及输卵管注入造影剂，利用 X 线诊断仪行 X 线透视及摄片，根据造影剂在输卵管及盆腔内的显影情况来了解输卵管是否通畅、阻塞部位及宫腔形态。输卵管积液的 X 线表现是输卵管全程显影，伞端会明显积液扩张，无或有部分造影剂自输卵管伞端弥散盆腔。

2. 输卵管通液试验　通过导管向宫腔内注入液体，根据注液阻力大小、有无回流及注入的液体量和患者的感觉，判断输卵管是否通畅。但输卵管通液试验不能直观了解子宫腔及输卵管腔的通畅情况及阻塞部位，并有造成或加重输卵管积水的可能性。

3. 宫腔镜-腹腔镜联合检查　主要做注射染液检查和选择性的插管检查。宫腹腔镜下在急性输卵管炎输卵管积脓阶段可见输卵管增粗肿胀，后期可见输卵管伞端闭锁。

4. 超声检查　输卵管积液能在超声上表现出来，主要是在输卵管炎症的急性期，输卵管炎造成伞端阻塞，炎症的渗出液积在输卵管的管腔内使超声显示子宫一侧或双侧出现异常回声、输卵管增粗，有的呈腊肠样，管腔内呈低回声或点状回声。

 ## 急性输卵管炎患者的实验室检查有哪些

1. 淀粉酶　在子宫直肠陷凹处的腹水中，存在非胰腺产生的淀粉酶，包括生殖与唾液淀粉酶称为同种淀粉酶，其正常值为 300 U/L。当输卵管黏膜受炎症损害时，则腹水中的同种淀粉酶的含量即明显降低，降低程度与炎症的严重程度成正比，可降至 40 U/L 左右，但患者的血清同种淀粉酶值仍维持在 140 U/L 左右。

对可疑急性输卵管炎患者,可行阴道后穹隆处穿刺,即取少许腹水以测定同种淀粉酶值,同时取患者血以测定酶值。凡腹水同种淀粉酶值/血清同种淀粉酶的比值少于 1.5 者,大多数均被手术证明是急性输卵管炎患者。此项检查已被认为是对急性输卵管炎较为可靠的辅助诊断方法。

2. 白细胞计数　白细胞分类计数对诊断急性输卵管炎有一定帮助。白细胞总数在 $(20\sim25)\times10^9$/L,中性粒细胞在 0.8~0.85 或 0.85 以上且有毒性颗粒,提示有脓肿存在。如白细胞总数在 $(10\sim15)\times10^9$/L,可能尚无脓肿,应反复检查数次,一次检查有时不够准确。

3. 红细胞沉降率(简称血沉)　急性输卵管炎患者血沉一般可超过20~30 mm/h,亦常有脓肿形成的线索。但仍应该结合临床表现及局部检查,综合分析判断。

4. 细菌培养　在妇科检查同时,最好采取子宫腔排出物送细菌培养及药敏,作为使用抗生素的参考。

出血性输卵管炎的实验室检查方法有哪些

治疗出血性输卵管炎之前需要进行一系列检查,以明确诊断疾病,以下是常用的实验室检查方法。

1. 血常规　血红蛋白值在正常范围,血白细胞计数以及中性粒细胞均升高;尿妊娠试验阴性;出血性输卵管炎患者在妇科检查同时,最好采取子宫腔排出物送细菌培养及药敏,作为使用抗生素的参考。

2. B超检查　输卵管积液能在超声上表现出来,主要是在输卵管炎症的急性期,输卵管炎造成伞端阻塞,炎症的渗出液积在输卵管的管腔内使超声显示子宫一侧或双侧出现异常回声、输卵管增粗,有的呈腊肠样,管腔内呈低回声或点状回声。

3. 阴道后穹隆穿刺检查　阴道后穹隆穿刺可抽出不凝固血性液体,少则 1 毫升,多则 5 毫升以上,呈淡红色或血水样,很少有暗红色或陈旧性血液。

4. 宫腔镜-腹腔镜联合检查　主要做注射染液检查和选择性的插管检查。宫腹腔镜下在急性输卵管炎输卵管积脓阶段可见输卵管增粗肿胀,后期可见输卵管伞端闭锁；腹腔镜检查见腹腔积血，一侧或双侧输卵管增粗、充血水肿或与周围粘连等。可能有输卵管伞端活动性出血。

 ## 输卵管炎患者子宫输卵管造影和 CT 表现是什么

输卵管炎患者常做子宫输卵管造影和 CT 检查以确诊疾病，2 种检查的表现分别是：

1. 经 X 线的子宫输卵管造影检查表现　该项检查能看到子宫大小形态是否正常，内膜是否光滑，输卵管是否通畅，以及堵塞的具体部位。慢性期造影表现为输卵管痉挛、阻塞、粘连积水；痉挛表现为子宫角不充填，子宫呈圆形影；角部梗阻时子宫呈三角形，不见两侧输卵管；峡部梗阻时其近端略扩大；伞部梗阻，输卵管扩大如香肠；部分梗阻时造影剂通过输卵管比较缓慢，但 24 小时后可进入盆腔，只局限于伞端或某一部位，呈油珠状；输卵管积水常发生在远端，造影见近端输卵管清晰或增粗，远端连一肿大梭形或球形阴影，造影剂呈油珠簇集在肿大阴影内而不散布于腹腔。24 小时后摄片复查，囊内油珠仍无外溢。

2. CT 表现　输卵管卵巢脓肿直径需大于 2 厘米以上 CT 才易于显示，表现为混杂密度肿块，边缘光滑或有毛刺，壁厚而不规则，脓肿壁在增强后比一般囊肿有更明显的强化，当囊内有气体存在时，对诊断脓肿有帮助；积液时 CT 值为 0～15 HU，积脓时 CT 值为 15～40 HU。

 ## 输卵管炎在超声检查中的表现是什么

输卵管炎分为急性输卵管炎和慢性输卵管炎，它们在超声诊断中的表现是不同的。

1. 急性输卵管炎　炎症较轻时，超声可无明显声像学改变，超声下有形态学改变的急性输卵管炎大多较为严重，或病变范围较广，或病情反复、病程较长。如急性出血性输卵管炎因深部内生殖器炎症、血管充溢，血管壁通透性增强导致出血，失血速度较慢，超声表现为宫旁不均质出血性包块，边界欠清，常常伴有腹腔积液，易误诊为黄体破裂或宫外孕，临床有炎症病史，且病程较缓慢，无停经史，血 HCG 阴性时，要考虑出血性输卵管炎的诊断。炎症加重时，输卵管卵巢与子宫及盆壁之间界限模糊。

2. 慢性输卵管炎　大多患者有炎症病史,超声表现为:宫旁包块大多为双侧性,呈腊肠样或 2~3 个大小不等的圆形暗区,内见襻样回声,内为低回声区含密集光点,周边尚清晰,包膜较厚,包膜上可见血流,合并急性炎症时血流较丰富。子宫直肠窝处可有积液,且有纤维条索与盆腔腹膜粘连。

本打算年底结婚的露露在结婚前一个月悔婚了。原来在婚检中,露露发现自己患有右侧输卵管积水,她怕自己会因此不能怀孕。露露不想连累老公,所以提出了分手的要求。露露的未婚夫得知后,不但不同意分手,还坚持带露露去医院做详细的检查。他相信,现在医学技术这么发达,就算露露露真的患了输卵管积水也可以治疗的。在未婚夫的坚持下,露露终于走进了医院……

 ## 确诊输卵管积水的常见检查方法有哪些

输卵管积水的检查项目一般有三种,分别是输卵管造影、超声检查和腹腔镜检查。

1. 输卵管造影　输卵管造影术是目前确诊输卵管积水最简便可靠的方法,X 线显示,输卵管全程显影并见伞端增粗扩张,20 分钟后延迟片示双侧输卵管残留影,盆腔内无造影剂弥散。

2. 超声检查　某些输卵管积液能在超声上表现出来,主要是在输卵管炎症的急性期。输卵管炎症造成伞端积水,炎症的渗出液积在输卵管的管腔内使超声显示:子宫一侧或双侧出现异常回声输卵管增粗,有的呈腊肠样,管腔内呈低回声或点状回声。

3. 腹腔镜检查　腹腔镜可直视输卵管周围的粘连部位、粘连程度以及输卵管伞端与卵巢之间的解剖关系,并可同时对粘连进行分离治疗。

杨小姐今年刚过三十,平时特别注重养生的她身体一直比较健康。可是最近,杨小姐突然发现自己的月经开始不大正常了,于是便在网上查了一些资料。结果发现,很多症状都显示自己得了附件炎。于是,"确信"自己患了附件炎的杨小姐开始坐立不安,茶饭不思……

 ## 附件炎的症状和自查方法有哪些

1. 基本症状　主要是下腹部坠胀、疼痛,这种疼痛可能不明显,患者只是隐约有感觉,从而放松了重视程度,使疾病得以进一步发展。同时还可能会伴有腰骶部酸痛等类似盆腔炎的症状。

2. 双侧或单侧附件区压痛　女性可平躺在床上,使身体放松,用手轻按附件区,也就是我们常说的小腹部两侧,看是否有肿块,或者是否有压痛的症状出现。

3. 月经不调和痛经　附件炎会引起女性月经的异常,出现月经周期紊乱,痛经等症状。但专家认为,并不能凭自查就认定自己患了附件炎。如果身体出现不适,最好还是去正规医院接受进一步的检查,让医生告诉自己应该怎么办。

 ## 附件炎该怎么检查

1. 尿常规检查　确定体内激素的水平是否存在异常情况,也可检查出是哪种病菌引起的附件炎。

2. B超检查　一般来说,B超检查无异常发现,除非有输卵管积水或形成输卵管卵巢囊肿时超声检查可发现包块。

3. 分泌物检查　如果是急性附件炎,检查时可见白带呈脓性或均质性黏液状。

4. 腹部触诊　附件区多有压痛及触痛,有时可有输卵管、卵巢粘连的炎性包块。一般妇科检查时见子宫后屈,活动差,有压痛。如果有炎性包块形成,检查时可在宫旁或子宫后方触及包块,活动不良,有压痛。

结婚三年多的郝小姐上个月终于如愿怀上了宝宝。为了能够生下一个健康的宝宝,自从怀孕后,郝小姐就倍加小心,丝毫不敢大意。有一次,郝小姐无意间听说,怀孕时一定要去医院做个检查,以防异位妊娠。到时,不仅孩子不能留,对大人来说也是很危险的。听了这话的郝小姐非常担心,生怕自己也是异位妊娠,所以特地让老公带自己去医院做检查。

 检查输卵管妊娠的常见方法有哪些

1. 超声诊断　超声检查在输卵管妊娠的诊断方面发挥着主导作用,已成为诊断输卵管妊娠的主要方法之一,常规使用腹部 B 超检查。典型声像图为:子宫内未见妊娠囊,子宫内膜增厚;宫旁一侧见边界不清、回声不均的混合性包块,有时宫旁包块内可见妊娠囊、胚芽及原始心管搏动,是输卵管妊娠的直接证据,直肠子宫陷凹处有积液。文献报道超声检查的准确率为 77%~92%,随着彩色超声、三维超声及经阴道超声的应用,诊断准确率不断升高。

2. 测定绒毛膜促性腺激素　目前,血 HCG 检测已是早期诊断输卵管妊娠的重要方法和常用手段之一。临床上常用单克隆抗体尿妊娠试验测定尿 HCG,方法简单、快速,可在床边测定,5 分钟即可得到结果,诊断输卵管妊娠的敏感性达 90%~96%,适用于急诊患者,但该法属于定性试验,敏感性受尿比重的影响,灵敏度不高。

3. 阴道后穹隆穿刺　适用于疑有腹腔内出血的患者,方法简单,结果迅速,长期以来被认为是输卵管妊娠诊断的主要方法,腹腔内出血最易积聚在直肠子宫陷凹,即使血量不多,也能经阴道后穹隆穿刺抽出血液。当血量多,移动性浊音阳性时,可直接经下腹壁一侧穿刺。穿刺的结果可分以下 3 类:①阳性,抽出不凝血,其中有小凝血块;②阴性,抽取的液体清澈呈血色;③不能诊断,抽不出液体或抽出血凝固。如抽出脓液或浆液性液体,则可排除输卵管妊娠的可能;若未抽出液体,亦不能完全排除输卵管妊娠的可能。

4. 腹腔镜　腹腔镜诊断是输卵管妊娠诊断的金标准,诊断准确性可达 99%,但大量腹腔内出血或伴有休克的患者,禁做腹腔镜检查。

腹腔镜可直接观察内生殖器的形态学改变及腹腔液的性质,详细观察输卵管妊娠的部位和周围脏器的关系及粘连状态,现在国内外将腹腔镜技术用于输卵管妊娠诊断和治疗已日益普及。镜下特点:输卵管妊娠直接征象可因孕周不同而异,但常见盆腔内有少量积血或血块。输卵管妊娠着床部位表面血管增生怒张、蓝褐色、膨大、增粗，破裂口或血块等，有时可见孕产物阻塞于口处。出现先兆流产时，在伞端可见到活动性出血，在患侧伞端周围有积血块；先兆破裂时，病灶表面局部有浆液性渗出，并可见到输卵管浆膜菲薄；破裂时可见到病灶局部有不规则的裂口，有血液渗出或活动性出血，有时可见到绒毛或胎囊阻塞于裂口处，此时盆腔积血较多。若进行盆腔冲洗，有时可从吸引液中找到胚泡。如腹腔有内出血，视野暗，又有凝血块附着，观察妊娠着床部位稍困难，此时腹腔内可用生理盐水冲洗、吸引、使视野变清晰，易于观察诊断。另外，当盆腹腔探查未能发现明显的病灶时，对骶凹处的积血或凝血块要仔细检查，有时会在其中发现妊娠组织，这大多是输卵管妊娠流产的结果。

5. 诊断性刮宫　通常用于阴道出血量较多需排除子宫内膜癌、宫颈癌或者其他病变者及月经失调需了解子宫内膜的变化者。由于输卵管妊娠的子宫内膜变化并无特征性，可表现为蜕膜组织高度分泌相伴或不伴 A-S 反应，分泌相及增生相多种，故单靠诊断性刮宫对输卵管妊娠的诊断有很大的局限性，所以现已较少应用于临床。但是诊断性刮宫作为一种较为简单的诊断手段有助于输卵管妊娠的诊断。

6. CT 检查　综合病史、临床表现及辅助诊断不能肯定为输卵管妊娠的患者。CT 是有效的补充检查方法。CT 诊断输卵管妊娠的敏感度为97.06%，特异度为 75%，准确度为 94.73%。其表现特点有以下几项：

（1）直接征象：附件区包块内发现完整或变形的妊娠囊。

（2）间接征象：①附件区囊性包块中发现有可强化的异常密度影；②附件区混杂性包块，以实性成分为主，增强后呈轻、中度不均匀强化；③盆腔内子宫旁大片稍高密度影，无明显强化；④直肠子宫陷窝内可见血性密度影。其中，当患者 CT 表现中出现直接征象时，可以肯定地诊断为输卵管妊娠；出现间接征象中的①或②或③时，如同时出现④也可较肯定地诊断为输卵管妊娠，如不出现④，则可怀疑为输卵管妊娠，再结合临床情况，做出进一步诊断。

 输卵管妊娠在超声诊断中的表现是什么

输卵管妊娠的超声表现在输卵管妊娠的各个阶段略有不同，但子宫均表现为正常大,或略大,子宫腔内没有胚囊,内膜或有增厚;有 20％左右的输卵管妊娠患者子宫腔内有"假胚囊征",是宫腔积血的超声征象,需与宫内妊娠胚囊的"双环征"鉴别。其各型附件包块表现略有不同。

1. 输卵管妊娠本位型　因妊娠尚局限在输卵管内,未发生流产或破裂,可在宫旁探及一低回声包块,内见妊娠囊回声,少数囊内可见胚芽或卵黄囊回声,这是输卵管妊娠确诊的超声标志,但在临床实际工作中显示率较低。子宫直肠窝内可见少量液体,大多因包块渗出液聚集所致。

2. 输卵管妊娠流产型　妊娠物从输卵管伞端排出到腹腔,排出不全时,滋养细胞继续侵蚀输卵管壁,反复出血。超声宫旁包块表现为混合性包块,边界尚清,有时包裹同侧卵巢;子宫直肠窝液体量较多。妊娠物排出后偶有存活者,种植在腹腔内,将形成继发性腹腔妊娠。

3. 输卵管妊娠破裂型　输卵管峡部妊娠最易破裂,短期内可发生大量内出血,危及生命。超声表现混合性包块边界不清,腹腔内可见较大量的游离液体。

4. 输卵管间质部妊娠　间质部为输卵管通入子宫壁内的部分,狭窄而短,长约 1 厘米。间质部妊娠是输卵管妊娠中最少见的一种,占全部异位妊娠的 2％～3％。因孕龄的长短,存活程度的不同,以及有无并发症等输卵管间质部妊娠超声表现各异。

(1)胚囊型:子宫不对称增大或正常大,一侧宫角部膨隆,其内可探及不均质团块,回声杂乱,界限尚清,或可探及孕囊回声,胚囊与宫腔不相通,围绕的肌层极薄或不完整,表现为外侧缘子宫肌层消失,内侧缘与子宫内膜不相连。如为活胎,胚囊内还可探及胚芽和心搏。

(2)破裂型:子宫不对称增大,一侧宫底部不均质包块,大小不一,境界不清,血流不丰富,伴有盆腔积液。

输卵管妊娠在放射学诊断中的表现是什么

对于输卵管妊娠,结合临床病史、β-HCG 检测及经阴道超声检查,诊断较容易。但对于临床表现不明显的输卵管妊娠,则需要行 CT 和磁共振检查。

1. CT 检查　表现为盆腔内囊实性肿块,形态大小不一,多位于子宫一侧的侧后方,在宫体表面最明显,平扫可见低密度孕囊,多数肿块密度不均,内有斑片状高密度影混杂或呈漩涡状高密度影,系孕囊内持续反复出血所致;增强扫描肿块内无强化,胆囊壁强化明显,这是因残留滋养层血供较为丰富而形成;输卵管妊娠有时合并子宫轻度增大、宫腔积血。

2. 磁共振检查 分为以下几种情况:①病灶发生在宫旁附件区,为软组织肿块;②病灶内可有不同程度的出血或盆腔内游离积血,提示输卵管妊娠破裂或流产。T_1加权和T_2加权均呈病灶内高信号区,且不受脂肪抑制的影响;③早期未破裂病灶内出现水样囊性区,代表着胚胎的羊膜囊;④增强扫描显示树根状强化或细网格状强化表现较为明显,可能与滋养血管有关;⑤子宫腔内及肌层内均未见异常信号,但子宫可轻度增大。

周小姐今年 32 岁,跟老公结婚已经 7 年了。他们跟很多夫妻一样,刚结婚时忙着打拼事业,整天废寝忘食,根本没有要宝宝的打算。从 2011 年开始,夫妻俩都觉得生活稳定下来了,也有了点经济基础了,可以打算要个宝宝了。可这一等就是几年,一直都没怀上。周小姐随后到医院进行了输卵管通水检测,结果发现其两侧的输卵管都已堵塞,经过一段时间的调理之后,周小姐想再去医院做个检查,看输卵管堵塞有没有得到改善。她听说之前做的通水检测准确率不是很高,就想换个别的方法检查。那检查输卵管堵塞的方法到底有哪些呢?

 ## 如何通过输卵管通液术检测输卵管是否通畅

据有关专家介绍,通液术可作为初步评估输卵管通畅性的方法之一。具体操作方法是:将带有圆锥形橡皮塞头的金属导管,经子宫颈口插入子宫颈管内,外端连接装有 0.5% 普鲁卡因液 20 毫升的针筒,将此溶液缓慢地以每分钟 5 毫升的速度推入子宫腔内,注意推注时阻力的大小,以及在橡皮塞头紧塞子宫颈管,无液体从子宫颈管向外溢出的条件下,放松针管时有无液体回流入针筒中。根据子宫腔仅能容纳 5 毫升容积的特点,如无阻力,能顺利地推注入 20 毫升溶液,放松针筒后无液体回流入针筒,提示溶液已通过子宫腔、输卵管进入腹腔中去,表明输卵管通畅;如阻力很大,放松针管后有10毫升以上的液体回流入针筒,表明输卵管阻塞不通;如虽有阻力,尚能注入大部分液体,仅有少量回流,表明输卵管通而不畅。

需要注意的是,通液法虽简便、安全、易行,但它毕竟是一种盲性操作,无直视指标,所以不能确定是一侧或双侧输卵管病变,也不能准确判定病变的具体部位及是否有粘连,所以不能进行不孕的病因诊断。

输卵管通气检查输卵管通畅性的效果如何

用输卵管通气检测输卵管通畅性的方法比较古老,具体过程是：将带有圆锥形橡皮塞头的金属导管,经子宫颈口插入子宫颈管内阴道内注入生理盐水液,浸没橡皮塞头,以检测通气时有无漏气,漏气时有气泡逸出。外端连接装有压力表及调节器的二氧化碳储气瓶,以每分钟注入60毫升的速度徐徐注入二氧化碳。压力上升至13.3千帕时停止注入气体,观察压力的变化。如自然下降至4~6.7千帕,提示输卵管通畅;如压力不下降,则继续注入二氧化碳,当增值26.7千帕而仍不能下降时,提示输卵管阻塞不通。注气时术者用听诊器置两侧下腹部直接听诊,在注气时如在该侧听到气泡通过声,而阴道内无漏气时,提示气体通过输卵管伞端逸入腹腔,该侧输卵管通畅。通气完毕后坐起,进入腹腔的二氧化碳上升积聚于如横膈膜下,刺激横膈膜有肩酸不适,这时进行腹部透视,如横膈下有游离气体,则进一步证实输卵管是通畅的。

此法的优点是：①设备简单,基层医疗单位也可进行检测;②输卵管腔内有轻度粘连时,可被二氧化碳冲击分开。缺点是：①通气时偶有胸闷、气急、抽搐、昏迷等气栓可能;②输卵管通畅者,术后二氧化碳进入腹腔刺激横膈膜,有时可产生难以忍受的肩部酸痛;③不能检查出阻塞的具体部位。

如何通过子宫输卵管碘油造影术检测输卵管的通畅性

子宫输卵管碘油造影术是利用造影剂注入宫腔和输卵管后摄片显示宫腔和输卵管形态,除了解输卵管通畅外,还能了解宫腔和输卵管内黏膜皱襞的病变。

具体操作方法是：排空尿液,取膀胱截石位。做妇科检查,了解子宫大小、位置及屈度,更换手套,造影在无菌操作下进行。为避免将空气气泡注入宫腔,先将造影剂充满导管,然后将此带有圆锥形橡皮塞头的金属导管,经子宫颈口插入子宫颈管内,注意金属导管不应插入过深,以免造成创伤。圆锥形橡皮塞头应紧密堵住子宫颈外口,以防造影剂漏出。导管放妥后,将两腿放平。注造影剂先后做透视,观察盆腔内有无异常阴影,再于透视下缓慢注入造影剂,所用的推力不可过高,如遇阻力或患者疼痛难忍时,应立即停止推注,总量一般为5～10毫升。边注碘油,边在透视下观察宫腔充盈情况,如见有灌注缺损立即停止推注,并摄片,以了解缺损情况,然后再继续推注,待子宫腔、输卵管腔充盈后摄片。24小时擦洗阴道,清除可能积留在阴道内的碘剂,再摄平片一张,观察造影剂有否进入腹腔,以确定其通畅情况。如用泛影葡胺作造影剂者,于注药完毕及20分钟各摄片一张,次日不再摄片。

一般来说,当造影图像为子宫腔粘连变形,失去原有的倒三角,成为三叶草状,或仅存为一盲腔;输卵管或如生锈的铁丝,或如结节状的串珠,或僵直其末端圆钝如棍棒;有时盆腔有钙化阴影,则可能是生殖道结核;当造影图像为输卵管远端扩张呈长形囊状,油剂进入积液中成圆形油珠,24小时后复查油珠仍在盆腔两侧堆聚,盆腔内无造影剂涂抹,则为输卵管积水。

 子宫输卵管超声造影术判断输卵管通畅性的标准是什么

子宫输卵管超声造影术是在超声监视下,通过向宫腔注入各种阴性和阳性造影剂,实时观察造影剂通过宫腔、输卵管时的流动及进入盆腔后的分布情况,以判断输卵管的通畅性,同时观察子宫、卵巢及盆腔情况。具体的判断标准是:

1. 输卵管通畅　①推注液体过程中阻力小或无,无渗液及回流;②子宫腔无扩张,肌层积气少或无;③输卵管无扩张或增粗、输卵管内无积气或串珠状改变、伞端气泡溢出多且快;④盆腔积液多。

2. 输卵管欠通畅　①推注液体过程有阻力或有少许回流;②宫腔扩张小于4毫米,肌层有少量积气;③输卵管管腔扩张或有积气,伞端气泡溢出少且慢;④盆腔积液少。

3. 输卵管不通　①推注液体过程中阻力大,有渗液,回流多甚至将气囊从管腔内迫出；②宫腔明显扩张大于 4 毫米，肌层积气明显，患者疼痛难忍；③输卵管明显扩张或输卵管不显影；④盆腔内无积液；⑤输卵管伞端无气泡溢出。

输卵管堵塞患者行造影检查后需要注意些什么

输卵管造影是诊断输卵管堵塞的重要检查之一，检查过程并不复杂，一般检查操作时间在 10 分钟左右。有些宫腔发育畸形的患者可能会出现插管困难、显影不清等情况，检查持续的时间就会相应长一些。

1. 服用抗生素　输卵管造影术后患者会感觉腹部及会阴部有些不适感觉，休息半小时至一小时后不适感会逐渐缓解。由于输卵管造影可能引发感染风险，为了防止感染，在术后常规口服抗生素 3 天。术后第一天患者应尽量卧床休息，饮食应清淡、容易消化，会阴部应保持清洁干燥。

2. 注意会阴部清洁　输卵管造影术后几天内可能会出现阴道出血，应注意内衣裤清洁，经常更换卫生巾，保持会阴部的清洁干净。洗澡时应选择淋浴，切勿坐浴或盆浴，以免污水流入阴道，引发生殖器感染。

3. 选择下一个月经期过性生活　输卵管造影术后的一个月经周期内是禁止过性生活的，就是说在下一次月经期后才能开始有性生活。输卵管造影是采用 X 线照射，但射线辐射强度极低，照射时间很短，对怀孕不会有太大的影响。包括在 X 线照射下进行输卵管再通手术的患者，都要求下一个月经周期就开始过性生活，这样怀孕的概率很高。

子宫输卵管造影术检查输卵管性不孕的造影表现是什么

子宫输卵管造影术是诊断输卵管性不孕症的一种常规的甚至是唯一的检查方法，能清楚显示子宫输卵管形态、输卵管通畅程度及输卵管阻塞、积水等。具体的造影表现如下：

1. 输卵管通畅　输卵管显影达伞端，造影剂自伞端排出，复查片上可见盆腔内造影剂絮片状均匀弥散。

2. 输卵管阻塞　输卵管不显影或显影一段后不再显影，且造影剂注入一定剂量时阻力加大，盆腔内无造影剂弥散。

3. 输卵管通而不畅　推注造影剂有阻力，造影剂进入盆腔缓慢，复查片盆腔内造影剂弥散欠佳，且输卵管内造影剂部分残留。

4. 输卵管积水　造影剂积聚在输卵管内，输卵管异常扩张呈囊状或腊肠形，以远端明显，复查片输卵管内造影剂滞留，盆腔内无造影剂弥散。

5. 输卵管伞端周围粘连　造影剂可以进入盆腔，但积聚在输卵管伞端周围，弥散不佳。输卵管阻塞有多种原因：①输卵管炎症致使管腔皱襞粘连，管壁僵硬，管腔狭窄阻塞，或输卵管扩张积水呈囊状或腊肠形，以远端明显；②输卵管结核，输卵管结核杆菌侵犯输卵管，表现为输卵管管腔有多个狭窄部分呈串珠状或管腔细小而僵直、管壁不规则、伞端封闭、导致输卵管阻塞，多为双侧；③其他原因，包括手术损伤或切除，断端锐利，残留输卵管柔软光滑。

做过输卵管通畅试验后为什么还要做腹腔镜检查

通常进行的输卵管通畅试验是在不孕夫妇首次来诊时安排的，如果出现输卵管通而不畅或堵塞时，可选择造影术，以确定阻塞的部位，供进一步治疗时参考。但是往往有些患者输卵管通畅，但其他的阳性特征却不明显，遇到这种不明原因性不孕症，就需要通过腹腔镜的检查找出不孕的原因。比如说子宫内膜异位症引起的不孕，轻度患者往往没有症状，妇检时也未能发现异常，而腹腔镜检查则可以发现腹腔内有点状或膜状的内膜异位病症。

对输卵管造影术发现异常的患者可通过腹腔镜检查直接观察液体流经输卵管，或渗出伞端的情况，以及输卵管与周围组织如卵巢、腹膜等粘连的范围和程度来估计手术松解的可能性，以及通过手术松解后，输卵管蠕动和对卵子捡拾功能是否恢复及恢复程度的估计。

另外，对特定的患者，如多囊卵巢综合征及黄素化卵泡未破裂综合征，通过 B 超尚不能明确诊断的，也可以通过腹腔镜进行确诊。

家住江苏启东的秦小姐不幸患上了输卵管肿瘤。据了解，秦小姐的输卵管肿瘤是在一次阴道检查中无意中被查出来的。为了安全起见，医生建议秦小姐去大医院去做一次全面的检查，确定肿瘤的生长情况，从而找出最佳的治疗方案。

如何通过自查发现妇科肿瘤

对于妇科肿瘤,只要女性朋友加强自我保健意识,对自己的身体症状注意观察,并注意以下四个方面,还是可以做到早发现早治疗的。相反,如若忽视症状或硬撑着,有情况不投医,则很容易使病情恶化,从而落得不可挽回的地步。

专家认为,女性可以通过以下几个步骤来自查自己是否可能患上了妇科肿瘤。

1. 观察阴道出血 如月经增多、周期紊乱、绝经后出血、接触性出血等,常常由于宫颈或宫体发生肿瘤所致。当然,卵巢肿瘤也可因内分泌变化而表现出月经紊乱和不正常出血等症状。因此,除正常月经以外的出血,都要究其原因后而对症诊治。

2. 观察白带 白带是指各种质与量的阴道分泌物。正常的白带是少量的略显黏稠的白色分泌物,随着月经周期经血量和稀薄度会有轻微变化。但脓性白带、血性白带、米泔样白带、水样白带等都是不正常的。除脓性白带之外,血性白带应注意宫颈肿瘤,晚期宫颈癌可有米泔样或淘米水样白带。

3. 自摸肿块 下腹肿块被自己偶然发现,或由医生体查得出,或为影像检测证实,包括是肿瘤的实体,它的发现和证实最有价值。当肿瘤很小时自己是摸不到的。自己能摸到肿瘤说明肿瘤已经相当大了,但总比忽略过去或根本不在意为好。所以要养成自我检查的习惯。在清晨,空腹排解完大小便,平卧于床,略弯双膝,放松腹部,自己用双手在下腹部触按,由轻浅到重深,肿物是可以发现的。

4. 感觉疼痛 下腹部、腰背部、骶尾部疼痛、性交痛等。疼痛并不是肿瘤的早期症状。通常当肿瘤体积相当大,压迫或侵犯其他脏器时,才会引起疼痛。有时疼痛也是肿瘤的自我暴露,如肿瘤发生蒂扭转、破裂或变性等都会引起腹部疼痛。

一个妇科肿瘤的存在总会在上述症状上有所表现,或早或晚,或轻或重,或占其一二,或四项兼具。虽然有了上述表现不一定都是肿瘤,但必须引起重视,应及时到医院检查并找出原因。

诊断输卵管肿瘤需做哪些检查

1. 细胞学检查　阴道脱落细胞学检查找到不典型腺上皮纤毛细胞,提示输卵管癌的可能。阳性者应行分段诊刮以排除子宫内膜癌和宫颈癌。若细胞学检查阳性而诊断性刮宫阴性则可能为输卵管癌。当肿瘤穿破浆膜层或有盆腹腔扩散则可在腹水或腹腔冲洗液中找到恶性细胞。

2. 子宫内膜检查　子宫内膜癌、子宫黏膜下肌瘤患者常有阴道流液,为排除以上疾病需行分段诊刮,输卵管癌者诊断性刮宫常为阴性,伴有宫内转移者除外。

3. 影像学检查　B超、CT、磁共振等有助于术前诊断和分期,可确定肿块的部位、大小、性质及有无腹水等。

4. 血清 CA125 测定　可作为输卵管癌诊断及判断预后的重要参考指标,但无特异性。

5. 腹腔镜检查　腹腔镜可直接观察输卵管及卵巢,有助于输卵管癌的诊断,同时可吸取腹腔液进行细胞学检查。

6. 病理学诊断标准　①肿瘤来源于输卵管内膜;镜下主要为输卵管黏膜受累并呈乳头状结构;②组织学类型为输卵管黏膜上皮;③可见到由良性到恶性的移形区;④卵巢及子宫内膜正常或类似于输卵管癌的病理形态,但肿瘤体积必须小于输卵管肿瘤。

 输卵管肿瘤的超声诊断表现是什么

输卵管良性肿瘤大多体积较小且无临床症状,一般都是在行阴道超声检查时偶尔发现。术前确诊较难,但预后良好。

输卵管恶性肿瘤相对较多见,大多为转移性恶性肿瘤,原发性输卵管恶性肿瘤仅占输卵管恶性肿瘤的 10%～20%。与卵巢恶性肿瘤发现时往往已是晚期的不同,输卵管恶性肿瘤因管壁内肿瘤分泌液体,而输卵管是一宫腔器官,通过宫角与宫腔相通,临床常见阴道大量排液。超声下可见宫旁混合性包块,或以低回声为主,边界可较清晰,或多房分隔,但各房相通,囊壁及分隔较毛糙,其上见多个乳头状突起,实质部分血流较丰富。盆腔或腹腔常有积液。

原发性输卵管癌的 CT 表现有哪些

原发性输卵管癌 CT 主要表现为附件区实质性或囊实性肿块,典型征象时肿块呈梭形,蛇形或腊肠形。如果不伴有输卵管积水,一般表现为附件较小的实质性肿块;但伴输卵管积水时,则表现为较大的混合囊实性肿块,输卵管积水为本病最重要的间接征象。另外,输卵管癌常伴有宫腔积液,对诊断有帮助。早期肿瘤局限于输卵管,边缘常清楚光滑;晚期肿瘤突破浆膜,侵犯卵巢、子宫及盆腔其他脏器等,形态不规则,边缘不清楚,与周围种植灶融合,伴盆腔外腹膜、大网膜转移时,往往会被误诊为卵巢癌。

MRI、正电子 X 线断层摄影术(PET)和 CT 一样在输卵管癌的诊断及鉴别复发性转移性输卵管癌方面发挥一定的作用,有研究认为 CT 对检测输卵管癌的复发缺乏敏感性,而 PET/CT 可能是一种有效的检查方法,不过费用相对比较昂贵。

患上肺结核对一个人来说已经是一件不幸的事了,可更为不幸的是,肺结核患者同时患有输卵管结核,要知道输卵管结核是有可能夺走一个女人做妈妈的权利的。吴小姐就是这么一位不幸的人。一直身患肺结核的吴小姐在备孕多年未果的情况下被意外查出患有输卵管结核,这让本就缺少幸福感的家庭再次蒙上了一层厚厚的阴影。

 诊断输卵管结核的检查有哪些

1. B超检查　可发现增粗、积水,回声不均或伴高密度钙化反射的附件包块。腹盆腔包裹性积液或腹水等情况,虽无特异性,但结合其他检查结果,对诊断也有帮助。根据超声所见,分为类囊型、类实型和混合型。

2. X线检查　①胸部 X 线摄片,常规行胸部摄片检查,必要时还应行消化道或泌尿道 X 线造影,以便发现原发病灶;②腹盆腔 X 线平片,可以了解有无相应部位的钙化灶,如相当于肠系膜淋巴结或输卵管的部位出现钙化点,对本病诊断也有帮助;③子宫输卵管碘油造影,一般选在月经干净后 3～

7天进行,闭经患者可随时进行;附件有炎性包块且有发热者为禁忌证。

3. CT和MRI检查 可发现双侧输卵管积水,盆腔包块内有包裹的输卵管、卵巢组织或肠管,但由于诊断特异性差,临床较少采用。

4. 结核菌素试验 现在均用结核菌素纯蛋白衍生物(PPD)0.1毫升皮内注射,48~72小时有红肿硬结,直径大于5毫米者为阳性。皮试阳性说明以往曾感染过结核杆菌,并不表示有活动性结核,只有强阳性反应才提示可能有活动病灶,应进一步检查证实。当然,某些阴性结果也不能完全排除结核病,有些结核感染者也会出现阴性反应,如感染初期、年老体弱者、肿瘤患者、免疫抑制药使用者等。

5. 实验室检查 常规实验室检查对本病诊断价值不大,大多数患者白细胞总数及其分类在正常范围。

6. 穿刺检查 如扪及盆腔或附件包块,或有腹水征,临床怀疑结核时,可在B超引导下做穿刺检查。

7. 诊断性刮宫 如诊断性刮宫标本病检可提示子宫内膜结核,对部分患者也可提示有输卵管结核的存在。为防止刮宫引起结核灶扩散,术前3天及术后4天应用抗结核药物治疗。

8. 诊断性抗结核治疗 对临床高度怀疑输卵管结核者,若经过短期(约1周)的抗结核治疗病情改善,对诊断也有参考价值。

9. 腹腔镜检查 此检查可直接观察到输卵管及其他盆腔器官的病变情况,既可做组织活检,也可于腹水涂片中查找抗酸杆菌或做结核杆菌培养,从而明确诊断,为抗结核治疗提供依据,尤其是须排除子宫内膜异位症或卵巢癌等疾病时,鉴别诊断意义更大。此项检查只适用于无粘连或轻度粘连,其他办法又不能确诊的输卵管结核病例。

10. 宫腔镜检查 由于单纯输卵管结核并不多见,常合并有子宫内膜结核,故临床也使用宫腔镜观察子宫内膜病变或宫腔粘连等情况,也可宫腔镜与腹腔镜联合检查以提高诊断的准确率。

 输卵管结核的CT检查表现有哪些特点

输卵管结核是生殖系统比较常见的结核之一,CT表现为附件区囊性或囊实性肿块,具体有以下特点。

（1）病程较长，发展慢，通常以发热、下腹痛及不孕为主要症状，既往其他部位结核病史或类似结核症状。

（2）CT征象多为双侧附件同时受累，表现为实性或多个大小不等的囊实性肿块，与周围组织分界不清，若增强扫描可见环状分隔，有时可见壁结节及腹膜、肠系膜、肠管壁上小结节影，常有大量腹水。

（3）结核菌素试验阳性，红细胞沉降率加快。

池小姐今年虽已 25 岁，但因为工作繁忙，一直没有解决自己的终身大事。前段时间，池小姐突然出现腹痛，不以为意的池小姐并没有将此当作一回事。可谁知，几天过去了，池小姐的疼痛不仅没有减轻，反而越来越严重。池小姐的母亲见女儿疼痛难忍，便强行带着女儿去了医院，有经验的妇科医生在为池小姐做肛门检查时发现有肿块，便告诉她们母女俩，池小姐可能出现了输卵管扭转，具体情况还需接受进一步的检查才能确定。

 ## 诊断输卵管扭转的检查有哪些

输卵管扭转很少见，近 20 年来，国内外报道仅 30 余例。早期诊断较困难，一般行多项检查无明显异常，并行抗感染治疗无明显效果后行手术探查时才能确诊。

确诊输卵管扭转的辅助检查有：①B超检查显示附件区子宫旁或宫后壁囊性肿块、积脓，在液性暗区中出现低至中等强度的细点回声；②CT和磁共振成像检查，主要表现为输卵管壁增厚，输卵管积血；③血常规示白细胞及中性粒细胞比例无明显改变或仅有轻度升高；④血 HCG 阴性，阴道后穹隆穿刺一般为淡红色血液。

专家提醒，本病需与卵巢肿瘤蒂扭转、急性盆腔炎、附件炎性包块、异位妊娠、阑尾炎、泌尿系结石等疾病鉴别。因此，需详细询问临床既往病史（如盆腔炎、盆腔包块及输卵管结扎史等）。盆腔B超检查也可以提供很重要的辅助诊断，必要时需行腹腔镜检查或剖腹探查手术以确诊。

第四章 治疗输卵管疾病

　　相关调查显示,因输卵管因素导致的女性不孕是目前女性不孕比例中占据比较大的不孕病种,不少女性因输卵管的种种异常而无法实现生儿育女的梦想。所以,当我们不幸被输卵管疾病所困扰,千万不要听之任之,而应积极治疗,争取早日康复才是王道。专家认为,对于输卵管疾病引起的不孕症,治疗需根据病因和病情轻重来选择最合理的治疗方案。

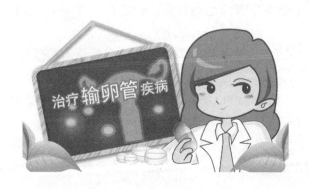

25 岁的周华一直认为自己身体健康,生孩子肯定不成问题。可是没想到结婚三年有余了却一直没能怀上宝宝,到医院检查才知道自己患有输卵管炎。医生告诉她这种疾病不及时治疗不仅会阻碍生育,严重时还会波及周围其他器官患病。

输卵管炎临床治疗方法有哪些

　　从医学角度来讲,输卵管炎分为慢性和急性两种,其治疗方法主要有两种,一种是中医治疗,另一种是西医治疗。

　　1. 中医治疗　输卵管炎的治疗首当辨别寒热虚实,分清缓急轻重,属实属热者,当以清热解毒为主,配合化瘀止痛、利湿止带之法;属寒属虚者,则应以温经散寒、除湿止痛为要,在具体治法上,可以汤剂口服为主,配合其他疗法如灌肠法、敷贴法、针刺法等。

　　2. 西医治疗　急性输卵管炎的治疗,以抗生素控制感染为主。可根据病原菌的不同及药物敏感试验选择恰当的抗生素,必要时可手术治疗。慢性输卵管炎可采用抗生素和肾上腺皮质激素联合使用的方法,必要时经手术处理。

　　(1) 一般疗法:急性输卵管炎应卧床休息,取半卧位,以有利于炎症的局限,防止上行扩散;饮食以高热量、高蛋白、并富含水分及维生素的食物为宜;进食少或不能进食时,应适当补充液体及电解质,注意纠正酸中毒;应保持大便通畅,便秘时可用盐水或肥皂水灌肠;腹痛较重者,在诊断明确的前提下,可给予止痛剂。

　　慢性输卵管炎患者应注意休息,避免过劳,节制性生活,注意经期卫生等。

　　(2) 控制感染:急性输卵管炎首先应根据病原菌的药物敏感试验选择恰当的抗生素,在致病菌尚未明确时,可先选用广谱抗生素,并与其他抗生素联合使用。急性期一般以静脉给药取效最快,严重者除使用抗生素外,还应加用肾上腺皮质激素,以促进炎症的消散与吸收。

　　慢性输卵管炎则主要应以抗生素与肾上腺皮质激素联用的方法,以促进纤维组织软化吸收,改善局部血液循环。若合并输卵管不通时,可用药物进行输卵管疏通治疗。

（3）手术治疗：对于输卵管炎的患者，应即时手术清除病灶，以防炎症迅速扩散成败血症危及生命。对盆腔脓肿已局限的，若在阴道后穹隆能触及饱满感、波动感，可行切开排脓并引流。

中医治疗输卵管炎效果怎么样

中医认为，输卵管炎症主要是由于痰湿瘀滞、气虚血瘀、肾虚血瘀、湿热瘀阻、气滞血瘀、寒湿瘀滞等因素造成，所以治疗要以消炎止痛、活血化瘀、益气补血为基本原则，全面调理体内循环，从而有效改善女性输卵管病症。

中药治疗是中医疗法的一种，除此之外，中医疗法还包括针灸疗法、推拿疗法、外治疗法、饮食疗法等。其中，外治疗法的种类比较多，常见的有灌肠、熏洗、喷雾、刮痧、放血、敷贴等疗法。中药疗法是中医治疗当中最常见的，包括口服中药和外用中药等方法，中药治疗输卵管炎疗效尚佳，可以做到清热解毒、活血化瘀等疗效，最主要的就是中药治疗输卵管炎可以避免术后的不良反应、机械损伤等。

中医治疗输卵管炎症采取活血化瘀、疏肝理气、清热解毒等原则，采用单纯中药内服，中药内服加中药灌肠，中药内服加中药外敷，中药或结合西药，或结合理疗，或结合针灸，或结合介入，或结合宫腔注药等治疗方法来治疗本病都取得了良好的疗效。随着现代医学的不断进步，我们应该充分利用现代医学的成果，结合中医的优势，在输卵管炎性不孕症治疗方面以求进一步发展。

急性输卵管炎用药原则有哪些

急性输卵管炎药物治疗可参考宫腔排出液的涂片检查或细菌培养与药敏结果，选用适当的抗生素，严重感染除应用抗生素外，常采用肾上腺皮质激素。治疗原则一般需遵循以下三点：

1. 合理选择抗生素　急性输卵管炎多为混合感染，致病菌大多为大肠埃希菌及类杆菌属，而淋菌或衣原体感染均较少见，故可选用庆大霉素静滴，甲硝唑日服。庆大霉素对抗大肠埃希菌效果较好，而甲硝唑对厌氧菌有特效，且毒性小，杀菌力强。严重者可静脉滴注广谱抗生素如头孢菌素、丁胺卡那霉素、氯霉素等。

2. 尽量不更换抗生素　急性输卵管炎控制感染治疗必须彻底，抗生素的剂量和应用时间一定要适当，剂量不足只能导致抗药菌株的产生及病灶的继续存在，最终演变成慢性疾患。有效治疗的标志是症状、体征逐渐好转，一般在48～72小时内可看出，所以不要轻易改换抗生素。

3. 必要时用肾上腺皮质激素　急性输卵管炎发生严重感染时需要用肾上腺皮质激素。肾上腺皮质激素能减少间质性炎症反应，使病灶中抗生素浓度增高，充分发挥其抗菌作用，并有解热抗毒作用，因而可使退热迅速，炎症病灶吸收快，特别对抗生素反应不强的病例效果更好。肾上腺皮质激素停用后，抗生素仍需继续应用4～5天。

输卵管炎如何利用中药灌肠法治疗

慢性输卵管炎症所致输卵管阻塞，主要原因在于细菌、病毒感染引起炎症的病变。炎症不仅能引起输卵管阻塞，还可以因瘢痕形成使管壁僵硬和输卵管周围粘连，影响输卵管蠕动，同时输卵管内膜因炎症破坏，可影响纤毛运动。所有这些都能妨碍精子与卵子的通过、结合、移植等，从而造成不孕不育。

对输卵管感染所致的不孕症，中医采用活血化瘀、清热利湿治疗为主，包括内服方、外治方。为避免内服方苦寒药对胃肠刺激，增加肝脏负担以及对药力的影响，使患者更利于坚持疗程，临床上可以通过灌肠保留给药，使药物直达病处，药效不受消化道诸多因素的影响，促使局部血液循环加速，痉挛缓解，改善营养，提高新陈代谢以利炎症吸收和消退。

中药液保留灌肠，常用中药消毒液（紫花地丁、蒲公英、败酱子等）100毫升，加1%普鲁卡因5毫升，加温至(40±1)摄氏度保留灌肠1～2次/天，7～10天为1个疗程，月经期停用。

中药灌肠的同时应进行微波物理理疗，能加快局部血液循环，改善组织营养状态，提高新陈代谢，以促进炎症的吸收和消退。中药灌肠和微波治疗10～14天后，可肌内注射胎盘组织液和口服桂枝茯苓胶囊等中成药直至月经来潮，以巩固、增强疗效。

康女士一直都知道自己患有输卵管积水，但因为已生育一个女儿，无再生育要求，所以对于自己的输卵管积水，康女士也只是定期到医院检查一下，并没有接受正规的治疗。自从"单独二孩"政策出台之后，康女士的家人都希望康女士再生个二胎宝宝。在大家的鼓励下，康女士终于下定决心再要个宝宝。可是生二胎并不是那么容易的，康女士必须先去医院治好自己的输卵管积水。

输卵管积水的手术疗法有哪些

一般来说，输卵管积水患者如无明显症状也无生育要求，可观察随诊，无须治疗，但是如果有生育要求，手术治疗是最佳的选择。常见的手术治疗方式有以下几种：

1. 输卵管伞端造口术　输卵管造口术适用于输卵管近端通畅，远端有积水、闭锁的患者，为传统的治疗方式。

2. 输卵管卵巢粘连松解术　输卵管、卵巢粘连在不孕症、慢性盆腔痛的患者中十分常见，它多由感染、子宫内膜异位症及既往手术所致。通常附件会固定于阔韧带后叶或侧盆壁。输卵管伞端往往被包裹，严重时附件可被包裹在子宫直肠窝内，手术时极易损伤肠管。这种情况往往输卵管伞端尚正常，但被严重的粘连带包裹而不能与盆腔相通。

对于卵巢与输卵管本身的粘连，特别是输卵管伞端的粘连应特别小心，尽可能避免对卵巢表面和输卵管伞端的损伤，否则术后很容易形成新的粘连。因此尽量不用电凝或激光，因其可产生热损伤而形成新的粘连。

3. 输卵管根部切断术　很多情况下，患者都是在婚后久久不孕的情况下才去医院检查，发现并开始治疗输卵管积水的，可是上述两种手术可以解决部分患者的不孕问题，但是，因为术后积水和粘连可能很快再发，所以效果并不显著，而反复的检查或者手术并不提倡。所以，输卵管积水的患者还可选择输卵管根部结扎术，以完全避免输卵管积水进入宫腔，然后进行辅助生育，由于没有损伤子宫，在手术完成后很快就可以接受辅助生育治疗。但是，结扎的输卵管几乎不能自然怀孕，所以该手术应该在患者完全知情同意的情况下才可以进行。

输卵管积水的非手术疗法有哪些

1. 抗生素治疗　宜局部应用,可采用阴道侧穹隆封闭或宫腔注射。

(1) 抗生素侧穹隆封闭:根据病情每日或隔日 1 次,7～8 次为 1 疗程,必要时可在下次月经后重复注射,一般需 3～4 个疗程。亦可同时加入地塞米松或泼尼松龙一并注射。

(2) 宫腔输卵管内注射抗生素:操作与输卵管通液方法相同,或以双腔橡皮导尿管插入宫腔,注射量按宫腔大小及输卵管闭塞程度逐渐增加。首次用量不宜超过 10 毫升,注射液不要低于室温,以免引起输卵管痉挛。压力应小于 21.3 千帕,以每分钟 1 毫升速度缓缓注入。注入药后维持 15～20 分钟抽出橡皮管,患者需静卧半小时。每月在经血干净 3～4 天后开始,2～3 天 1 次,5～6 次为 1 疗程,共 3～4 疗程。

药物除青霉素、庆大霉素外,还应加玻璃酸酶、糜蛋白酶或地塞米松,玻璃酸酶能水解组织中的玻璃酸,用以加速药物的渗透吸收,以增加疗效。糜蛋白酶可以溶解纤维蛋白,清除坏死组织、血肿及其他分泌物。

肾上腺皮质激素常与抗生素联合使用,以治疗慢性输卵管炎。据报道,输卵管腔单纯注射抗生素使阻塞变通畅者有 10%,加用地塞米松者可达50%以上。多在注射前先服泼尼松 2 个周期,即每周期自第 5 天起服泼尼松20 毫克/日,5 天,渐减至 15 毫克/日,5 天,10 毫克/日,10 天,共 20 天,于第3 周期月经净后作宫腔注射,最初 3 次用青霉素 80 万 U,庆大霉素 16 万 U,玻璃酸酶 1 500 U(或 α-糜蛋白酶 5 毫克)溶于 10 毫升生理盐水,以后 3 次改用地塞米松 5 毫克加抗生素,两疗程后休息 1 个月再重复注射,至通畅为止。

2. 理疗　可促进血液循环,以利炎症消散,常用的有超短波、透热电疗、红外线照射等。

 针灸治疗输卵管积水的效果怎么样

输卵管积水是由于输卵管伞端的梗阻形成的,而输卵管伞端的梗阻是由于病原体感染引起输卵管炎症造成,由于细菌的感染,白细胞的浸润形成内膜肿胀、间质水肿、渗出,输卵管黏膜上皮脱落。又由于周围纤维组织的增生包裹和肉芽组织的机化使黏膜粘连或伞端粘连，导致输卵管不通，当输卵管伞端粘连时，就形成了伞端的梗阻。因而用针灸治疗输卵管积水的效果是非常理想的，它以清热利湿以及活血化瘀为主，具体治疗方法是：

1. 穴位封闭　取归来穴，将320万U青霉素用生理盐水15毫升稀释过后，加上2‰利多卡因2.5毫升和泼尼松龙10毫克混匀后缓慢注入，每天1次，连用7天，经期时要停药。上法治疗1个月过后，月经过期10天余仍未来潮，B超检查提示正常的宫内妊娠，双侧附件正常，输卵管积水已愈。

2. 外敷中药方　千年健12克、钻地风12克、透骨草50克、当归25克、川芎12克、赤芍药25克、血竭12克、制乳没各12克、白芷25克、艾叶100克、羌独活各12克、鸡血藤50克，共研粗末，加醋250克拌匀后装入布袋，上笼蒸15分钟后趁热外敷在下腹部，每日1次，10次为1个疗程，月经期停用。

3. 内服中药　忍冬藤30克、薏苡仁30克、冬瓜子20克、大黄9克、当归9克、川芎9克、赤芍药12克、香附9克、车前草15克、泽兰9克。每天1剂水煎服，月经期停用。

一直在备孕的赵女士最近出现了白带异常、月经不调以及下腹胀痛等症状。怕影响自己备孕，赵女士在网上查了相关资料后觉得自己患了附件炎，于是赵女士就按照网上介绍的方法给自己做起了医生。经过一段时间的"治疗"之后，赵女士的各种不适症状不但没有消失反而有加重的趋势。为什么网上介绍的治疗方法没有效果？附件炎到底该如何治疗？带着这些疑问，赵女士在丈夫的陪同下走进了医院。

 ## 附件炎的西医疗法有哪些

一般来说，附件炎的西医疗法包括以下几种。

1. 抗生素治疗　对于症状明显的患者首先应选用抗生素来治疗。抗生素可将残留的致病菌杀死，并可预防其急性发作。常用的药物仍为青霉素、庆大霉素、甲硝唑等,用法与急性输卵管卵巢炎、盆腔腹膜炎相同。

2. 组织疗法 如胎盘组织液、胎盘球蛋白,肌内注射,每日或隔日1次,15次为1疗程。

3. 物理疗法 温热的良性刺激可以促进盆腔的血液循环,改善局部组织的营养状态,以利于炎症的吸收和消退。常用的物理治疗有短波、超短波、红外线、音频、离子透入等。但体温超过37.5℃或患生殖器结核时则忌用理疗。

4. 其他药物治疗 对因慢性输卵管炎造成的输卵管阻塞,可行宫腔注射。选用庆大霉素16万U,α-糜蛋白酶5毫克,地塞米松5毫克,以20毫升生理盐水稀释,严格消毒外阴、阴道、宫颈后行宫腔注入,从月经干净后3天开始,隔2天注射1次,至排卵期前结束。可连续治疗3个周期。

5. 手术治疗 因炎症引起的较大的输卵管积水或输卵管卵巢囊肿,可行手术治疗。对于输卵管阻塞造成不孕者,可行输卵管整复手术。对反复急性发作的慢性输卵管卵巢炎、盆腔腹膜炎,经药物治疗效果不理想,患者深感痛苦,且年龄较大时,也可以考虑手术治疗。

附件炎的中医疗法有哪些

中医治疗本病时应分清寒热虚实的不同,辨证论治。

1. 湿热下注型 方用止带方加减。

(1) 材料:猪苓、车前子(包)、赤芍药各12克,黄柏、牛膝、丹皮、苍术各10克,泽泻、茵陈各6克。

若腹痛明显,加用元胡、川楝子各10克,以行气止痛;若食欲缺乏便溏可改苍术为炒白术10克,加生薏苡仁20克、云苓18克,以健脾祛湿。

(2) 用法:水煎服。疗程遵医嘱。

(3) 功效:治以清热利湿。

2. 瘀热互结型 方用当归元胡汤加减。

(1) 材料:败酱草20克,当归、元胡、酒大黄、赤芍药、桃仁各15克,香附12克。

若小腹刺痛明显,加用乳香、没药各10克以化瘀止血;小腹胀痛明显者,加用川楝子、枳壳各10克以行气止痛;若经量少,色暗有块,加用益母草20

克活血化瘀。若白带量多、色黄,加用茵陈 15 克、泽泻 12 克,以清利湿热。

(2)用法:水煎服。疗程遵医嘱。

(3)功效:治以活血化瘀、清热解毒。

3. 寒湿凝滞型　方用少腹逐瘀汤加减:

(1)材料:云苓 15 克,当归、赤芍药各 12 克,没药、艾叶、苍白术、泽兰、红藤各 10 克,小茴香、川芎、桂枝各 9 克,干姜 6 克。水煎服。

若带下量多,色白质稀,加用肉豆蔻、白果各 10 克,以温肾止带。若腰酸痛明显,加川断 20 克,杜仲 10 克,以益肾强腰。

(2)用法:水煎服。剩余药渣可放入布袋敷于下腹部,每次热敷 20～30 分钟。

(3)功效:治以温阳散寒、活血祛湿。

4. 肛门点滴法

(1)材料:赤芍药、红藤、败酱草、蒲公英、丹参各 20 克,夏枯草 15 克。

若有包块形成,可加三棱 20 克、莪术 15 克,以化瘀消聚;有气虚之象时,加黄芪 30 克,以益气健脾;若小腹冷痛,可去败酱草、蒲公英,加用细辛 10 克、桂枝 10 克,以温经散寒。

(2)用法:上方浓煎 100 毫升,肛门点滴,每日 1～2 次,15 次为 1 疗程。

(3)功效:适用于湿热下注或瘀热互结型患者。

 ## 治疗附件炎的食疗方有哪些

俗话说:"药补不如食补。"对于附件炎患者来说也是如此。临床上,很多附件炎患者在患病以后经常问医生饮食上应该多吃什么之类的。下面就来介绍几款对于附件炎有食疗功效的食物。

1. 当归生姜羊肉汤　①组成:羊肉 500 克,当归 60 克,黄芪 30 克,生姜 5 片。②用法:羊肉切块,与当归、黄芪、生姜共炖汤。加盐及调味品,吃肉饮汤。③功效:益气养血。适用于气血虚弱型痛经。

2. 山楂红枣汤　①组成:山楂 50 克,生姜 15 克,红枣 15 枚。②用法:上药水煎服。每日 1 剂,分 2 次服。③功效:活血化瘀、温经止痛、行气导滞。适用于经寒血瘀型痛经。

3. 炒山楂　①组成:山楂 30 克,向日葵子 15 克,红糖 60 克。②用法:

将山楂、向日葵子烤焦后研末,加红糖冲服。分 2 次服,每日早、晚各 1 次。于经前 1～2 日开始服或经来即服。每次月经周期服 2 剂,连用 1～2 个月。③功效:活血化瘀、收敛镇痛、补中益气。适用于气血虚弱型痛经。

4. 败酱紫草煎　①组成:败酱草 45 克,紫草根 15 克。②用法:将上 2 味放入水中煎煮,加入红糖服用。③功效:本方具有清热解毒利湿的作用。

5. 马齿苋公英粥　①组成:马齿苋 15 克,蒲公英 15 克,粳米适量。②用法:先将前两味放入水中煎煮,去渣取汁放入粳米煮粥,熟后放入冰糖服食。③功效:本方具有清热解毒作用。

6. 薏苡仁红花粥　①组成:薏苡仁 30 克,红花 10 克,小米适量。②用法:先将前两味放入水中煎煮,去渣取汁放入小米煮粥,熟后直接服食。③功效:本方具有清热利湿活血的作用,适用于附件炎湿热瘀滞者。

7. 茯苓车前粥　①组成:茯苓 15 克,车前子 10 克,粳米 100 克,红糖适量。②用法:将前 2 味放入纱布包内与粳米同时煎煮,粥熟后去药包,放入适量红糖服用。③功效:本方具有健脾益气、祛湿之功。

家住安徽六安的王女士,近期感觉下腹疼痛,去医院检查确诊为宫外孕导致输卵管破裂,需马上手术。医生告诉她及其家属,"宫外孕"在医学上称为异位妊娠,是指受精卵在子宫腔以外地方着床的一种表现,危害极大,治疗不当会使女性失去生育能力。其中,以输卵管妊娠最常见。

如何正确处理输卵管妊娠

输卵管妊娠是指孕卵在输卵管内着床发育。最常发生在输卵管壶腹部,占 50%～90%,其次为峡部妊娠占 20% 左右,输卵管妊娠在流产或破裂后,可引起腹腔内急性出血,发病急、病情重,可危及患者的生命安全,是妇产科常见的急腹症之一。

传统的治疗方法有当妊娠囊较小无破裂,且血 HCG 较低时,可肌内注射甲氨蝶呤;当妊娠囊较大,破裂时应手术治疗,开腹或腹腔镜下行输卵管切除术或切开输卵管取出孕卵,再吻合输卵管。

手术治疗输卵管妊娠，一般采用全输卵管切除术。有绝育要求者可同时结扎对侧输卵管；对有生育要求的年轻妇女，如对侧输卵管已切除或有明显病变，可行保守性手术以保留输卵管及其功能。根据患者全身情况孕卵着床部位及输卵管病变程度选择术式，如伞端妊娠时行孕卵压出术，壶腹部妊娠行切开术取出孕卵，峡部妊娠可行病灶切除及断端吻合术，采用显微外科技术可提高妊娠率。输卵管间质部妊娠的处理，可根据病变情况行患侧子宫角切除或全子宫切除术。近年来国内外开展腹腔镜诊断和治疗输卵管妊娠。

药物治疗仍是我国目前治疗输卵管妊娠手段之一。优点是免除了手术创伤，保留患侧输卵管，还可治疗并存的炎症及粘连，从而恢复输卵管功能。

 ## 什么是输卵管妊娠介入治疗

输卵管妊娠的介入治疗是近年来开展的一种新的保守治疗方法，安全、有效、副作用小，可保留输卵管从而保存生育能力。目前有两种介入治疗方式，一种是血管性介入治疗，另一种是非血管性介入治疗。

（1）血管性介入治疗：输卵管组织的血液供应主要来自于同侧子宫动脉分出的输卵管支，占血供85％以上。因此，将导管直接插至同侧子宫动脉灌注杀胚药物，能使药物迅速到达输卵管支，产生首过效应，达到迅速杀死胚胎的目的，常在灌注杀胚药物后将子宫动脉作临时性栓塞，可造成孕囊的缺血、坏死及防止孕囊的破裂出血，达到良好的治疗效果。

（2）非血管性介入治疗：将导管经子宫颈插入输卵管内，用导丝直接穿刺到孕囊内，注入药液，由于液压的机械作用，药液能有效地渗入输卵管壁和滋养层之间，促进滋养层的剥离，使细胞坏死和胚胎死亡。

输卵管妊娠介入治疗的适应证有输卵管妊娠未破裂，生命体重稳定，经超声检查附件混合性包块≤5厘米，血 β-HCG<20 000 IU/L，血管性介入治疗适用于孕周超过8周的患者，而非血性介入治疗适用于孕周8周内。

 ## 输卵管妊娠如何进行保守治疗

对于年轻的患者，早期发现异位妊娠进行保守治疗保留其生育能力至关重要。目前，对于早期异位妊娠的治疗主要采用药物保守治疗或者保守手术治疗两种方式。

1. 药物保守治疗　药物保守治疗适用于早期输卵管妊娠,要求保存生育能力的年轻患者,但需具备以下条件:①输卵管妊娠包块≤4厘米;②输卵管妊娠未发生破裂或流产,无明显内出血,生命体征平稳;③血β-HCG<2 000 IU/L;④肝功能正常,红细胞、白细胞及血小板正常。相对禁忌证为:①B超提示异位妊娠孕囊内有胎心搏动;②β-HCG>2 000 IU/L。

目前,在进行药物保守治疗时,应用甲氨蝶呤已得到了充分的肯定。此外尚有米非司酮、高渗葡萄糖、前列腺素、氯化钾、氟尿嘧啶、中药等。

2. 保守性手术治疗　异位妊娠患者中,相当一部分患者尚未生育,对侧输卵管有粘连或损伤等异常情况,可行保守性手术,保守性手术应根据输卵管妊娠部位不同,采取不同方式:

(1)输卵管妊娠物挤出术:适用于输卵管伞部妊娠或壶腹部远端腔内妊娠。是将妊娠产物用无损伤器械自妊娠部近端向远端挤压排出。输卵管伞端妊娠物挤出术,妊娠物应完全取出,妊娠部位应反复冲洗,避免残留妊娠组织,否则,易导致持续性异位妊娠。

(2)输卵管线形切开术:输卵管壶腹部妊娠者更适宜,输卵管妊娠破裂或流产大出血,患者明显呈休克状态者禁用。手术方法:对于壶腹部妊娠,于妊娠部输卵管背部纵行切开管壁,长度相当于妊娠部最大管径或超过妊娠膨胀部两端,挤出妊娠物,将腔内血块夹取干净,用生理盐水反复冲洗胚胎附着部位,可用3-0无创伤肠线缝扎该妊娠段近输卵管系膜之血管2~3针以止血,尽量避免电凝止血。因切口不缝合,故称造口或开窗术,是一种最适合输卵管妊娠的保守性手术。

(3)宫角部切开缝合术:适用于输卵管间质部妊娠或宫角妊娠。切开该部突出部分,取出妊娠组织,彻底冲洗,并于子宫角部缝合2~3针止血。

(4)节段切除端吻合输卵管成型术:操作复杂,效果不明确,临床很少使用。切除妊娠膨大的输卵管部分,保留伞端输卵管,保留了潜在的生育能力,但是由于输卵管损伤较多,术后吻合多有困难,效果不及药物保守治疗或输卵管开窗术,故目前临床很少被采用。

以上方法均适用于首次输卵管妊娠者,对再次输卵管妊娠的手术方式,目前尚无定论。部分学者认为,对再次输卵管妊娠患者行保守性手术,只会增加重复异位妊娠的发生率,不会增加其宫内妊娠机会,建议切除妊娠侧输卵管。

 ## 输卵管妊娠保守性治疗有何意义

近年来,未婚先孕,多次流产患者日益增多,要求保留输卵管,保留生殖功能的异位妊娠者也越来越多。对医生而言,在治疗原发病的同时,对患者潜在的生殖能力应予以最大程度的保留。

输卵管妊娠处理的倾向更趋于保持生育能力,特别是对没有孩子或子女尚小的年轻妇女,维护一侧完好的输卵管则会增加生育的机会;对仅剩一侧输卵管的异位妊娠,保守性手术就是保留了唯一的希望。研究表明,在行保守治疗保留输卵管后的 2 年内,宫内妊娠比切除输卵管者高 2 倍,治疗后 18 个月累计妊娠率药物保守治疗和保守手术治疗分别为 80% 和 73%,高于根治性手术(57%)。因此,保留和恢复输卵管功能,维护患者生育功能已日益受到重视。

输卵管妊娠的保守性手术虽然不是复杂而困难的操作,但它涉及妇科医生的观念和技巧。保守性手术的目的是保护和修复输卵管,手术必须轻柔、细致,最大限度地减少损伤,建议采用显微外科技术,以便达到最佳的解剖重建和功能恢复。

婚后四年多了,蒋欣一直没能如愿怀上宝宝,家人朋友纷纷支招,算排卵期、求神拜佛甚至服用生子偏方,只要是能想到的办法蒋欣都没放过,可是却都不怎么奏效。看着为生子而日益消瘦的妻子,蒋欣丈夫决定带妻子到医院做个全身检查,检查结果显示蒋欣患有严重的输卵管不通。通过医生的介绍蒋欣夫妻这才知道,卵子的拾取、运输以及与精子的相遇都需在输卵管内完成,想要怀孕就必须疏通输卵管,恢复输卵管正常功能。

 ## 输卵管不通治疗方法有哪些

输卵管积水引起的不孕如何治疗呢? 最常用的治疗方法有三种,输卵管积水剥离、输卵管积水穿刺抽吸以及输卵管近端结扎＋远端开窗。前两种方法容易被患者接受，但是往往效果一般，复发率很高，而且对于做试管婴儿的患者而言，输卵管积水往往会降低怀孕率同时增加宫外孕的风险。最后一种方法可能是生殖中心医生最常建议的方法，当然主要针对的是选择试管婴儿治疗的患者。从科学统计数据来看，若不结扎输卵管，试管婴儿成功率会下降 20％～30％，而结扎后患者成功率不受影响。这种方法有些患者认为很难接受，毕竟输卵管结扎后，无法再有自然受孕的机会，要想生育，只能通过试管婴儿这种方法了。不过对于已经决定进行试管婴儿的患者，需要尽可能排除一切影响成功率的因素。

 ## 中医如何治疗输卵管不通

中医药通过活血化瘀，结合临床分型，可以促进炎症的吸引和粘连的纤维组织松懈，对治疗输卵管粘连，促进输卵管功能具有良好的作用。

1. 肝郁气滞　①症状：月经错后，经量时多时少，色紫夹块，经前乳胀，经行腹痛，经期间小腹两侧串通，舌质偏暗，脉弦涩。②方药：柴胡 10 克，枳实 10 克，桃仁 10 克，红花 10 克，当归 12 克，制香附 12 克，赤芍药 15 克，王不留行 15 克，路路通 15 克。③用法：每天 1 剂，水煎 2 次，分 2 次口服。

2. 邪毒内侵　①症状：月经先期或闭经，经行量多或淋漓不断，带下色黄或腥臭，小腹疼痛，性交时加剧，舌质偏红，苔黄腻，脉细数。②方药：连翘 20 克，银花 20 克，丹参 20 克，紫花地丁 15 克，野菊花 15 克，芫蔚子 15 克，半枝莲 15 克，生蒲黄 10 克，五灵脂 10 克，生甘草 10 克，三棱 12 克，参三七 6 克。③用法：每天 1 剂，水煎 2 次，分 2 次口服。

3. 脾肾阳虚　①症状：体态丰腴，月经错后或闭经，经色淡红，经量偏少，带下有味而多，性欲淡，舌质胖，苔薄白，脉弦或滑。②方药：川桂枝 10 克，赤茯苓 12 克，车前子 15 克，琥珀 4 克，海藻 15 克，昆布 12 克，淫羊藿 10 克，葫芦巴 10 克，赤芍药 15 克，水蛭 6 克，通草 6 克，皂角刺 30 克。③用法：每天 1 剂，水煎 2 次，分 2 次口服。

4. 肝肾阳虚　①症状：形体消瘦，骨蒸潮热，或有盗汗，月经先期或闭经，量少色红，小腹疼痛，时缓时重，舌质偏红，脉细数。②方药：菟丝子 15 克，枸杞子 15 克，覆盆子 15 克，阿胶（烊化）10 克，赤芍药 15 克，夏枯草 15

克,王不留行 15 克,生地黄 12 克,熟地黄 12 克,地骨皮 12 克,川楝子 12 克,玄参 10 克,穿山甲 10 克,紫丹参 20 克。另吞服小金丹,每次 2 丸,每天 3 次。③用法:每天 1 剂,水煎 2 次,分 2 次口服。

5. 气滞血瘀　①症状:婚久不孕,输卵管不通,小腹胀痛,胸胁、乳房胀痛,腰酸,舌暗淡或有瘀斑,脉细或细弦。②方药:当归 15 克,丹皮 10 克,茜草 15 克,三棱 15 克,莪术 15 克,路路通 10 克,香附 10 克,陈皮 10 克,川郁金 15 克,柴胡 12 克,桃仁 10 克,红花 10 克。③用法:每天 1 剂,水煎 2 次,分 2 次口服。

6. 湿热下注　①症状:输卵管不通,腰部、两侧下腹疼痛,伴手足心热,头痛,恶心,小便频数,白带量多,色黄味臭,舌质暗红,脉滑。②方药:瞿麦 15 克,银花 15 克,木通 6 克,车前子(包)15 克,川楝子 10 克,白芍药 15 克,乌药 10 克,元胡 10 克,土茯苓 20 克。③用法:每天 1 剂,水煎 2 次,分 2 次口服。

 ## 治疗输卵管不通的效验方有哪些

治疗输卵管不通的效验方有很多种。

1. 通管汤　主治输卵管阻塞性不孕症。

(1) 材料:赤芍药 15 克,川芎 15 克,三棱 15 克,莪术 15 克,制乳香 6 克,没药 6 克,桃仁 10 克,昆布 10 克,海藻 10 克,夏枯草 15 克,皂角刺 10 克,穿山甲 10 克,丹参 30 克,益母草 15 克,路路通 15 克。气虚者,加党参、黄芪;肝郁气滞者,加柴胡、青皮、陈皮;寒凝者,加附子、肉桂、乌药、小茴香;输卵管积水者,加猪苓、茯苓皮、泽兰、薏苡仁;附件炎者,加蒲公英、红藤、败酱草、地丁;小腹疼痛者,加元胡、五灵脂、生蒲黄。

(2) 用法:每天 1 剂,水煎分服,连服 2 个月为 1 个疗程。

2. 疏通活血祛瘀汤　主治输卵管阻塞性不孕症。

(1) 材料:路路通 15 克,穿山甲 15 克,当归 12 克,川芎 15 克,桃仁 10 克,红花 10 克,制乳香 6 克,没药 6 克,柴胡 10 克,川牛膝 20 克,三七粉(冲) 4 克。气虚者,加黄花、党参;实热者,加栀子、丹皮,痰湿者,加半夏、苍术。

(2) 用法:每天 1 剂,水煎分服。月经量多加茜草,经前服药,经期停药。2 个月为 1 个疗程。

3. 通任种子汤　主治输卵管阻塞性不孕症(小腹淤血型)。

(1) 材料：香附 10 克，赤芍药 15 克，白芍药 10 克，桃仁 10 克，红花 10 克，当归 15 克，川芎 15 克，丹参 30 克，连翘 15 克，络石藤 12 克，小茴香 8 克，炙甘草 6 克。小腹痛重者加元胡 12 克；有包块者加三棱 15 克，莪术 15 克；有腹胀者加青皮 15 克，陈皮 10 克，炒川楝子 9 克。

(2) 用法：水煎取 150 毫升，分 2 次服。

4. 消疡通管汤　主治输卵管炎及盆腔炎所致输卵管粘连、阻塞性不孕症。

(1) 材料：蒲公英 30 克，红藤 15 克，败酱草 15 克，皂角刺 10 克，穿山甲 10 克，赤芍药 15 克，柴胡 10 克，乌药 15 克，青皮 10 克，陈皮 10 克，香附 10 克，路路通 10 克。痛经者，加丹参 15 克，川楝子 10 克，元胡 10 克；腰痛甚者，加川续断 15 克，杜仲 15 克；慢性盆腔炎合并包块者，加三棱 15 克，莪术 15 克；输卵管积水者，加桂枝 10 克，茯苓 15 克，水红花子 15 克；大便干结者，加火麻仁 12 克，桃仁 6 克，熟大黄 6 克；低热乏力者，加青蒿 15 克，地骨皮 15 克，丹皮、栀子各 10 克。

(2) 用法：每天 1 剂，水煎取 200 毫升，分 2 次口服，8 周为 1 个疗程。

5. 穿刺通管汤　主治输卵管不通所致的不孕症。

(1) 材料：穿山甲 10 克，皂角刺 12 克，川牛膝 15 克，细辛 3 克，地丁 15 克，双花 15 克。瘀血阻滞型加丹参 15 克，赤芍药 15 克，桃仁 10 克，红花 10 克，川楝子 15 克，桂枝 10 克，元胡 15 克；肝郁气滞型加丹栀逍遥散；体态丰腴，痰湿重者，加苍柏二陈汤；带下量多加煅龙骨、煅牡蛎；带下黄臭加土茯苓、鱼腥草、红藤、败酱草；肝肾不足型加龟鹿二仙胶；无明显自觉症状者，加桂枝茯苓丸。

(2) 用法：月经干净后开始服药，每天 1 剂，水煎分服，50 剂为 1 个疗程。此方服后约 2 小时，小腹部可出现阵发性挛痛，若服用后无腹痛出现，于月经干净后 3 天复查。

6. 补肾通络汤　主治以肾虚症状为主的输卵管不通。

(1) 材料：当归 15 克，赤芍药 15 克，淮山药 15 克，桑寄生 15 克，川续断 15 克，怀牛膝 15 克，穿山甲 10 克，丝瓜络 12 克。肾虚肝郁型，加柴胡 10 克，金铃子 10 克，广郁金 15 克，娑罗子 6 克；肾虚血瘀型，加赤石脂 10 克，丹参 15 克,三棱 15 克,莪术 15 克,苏木 6 克,石见穿 10 克;肾虚痰湿型,加胆南星 10 克,陈皮 10 克,制苍术 15 克,制香附 10 克,制半夏 10 克;肾虚湿热型,加红藤 15 克,败酱草 15 克,黄柏 15 克。月经后期,加女贞子 15 克,枸杞子 15 克,熟地黄 10 克,白芍药 15 克;经间期,加红花 10 克,菟丝子 15 克;经前期,加鹿角片 8 克,淫羊藿 10 克,巴戟天 10 克,补骨脂 15 克;行经期,加泽兰 10 克,益母草 15 克,茜草 10 克。

(2) 用法:每天 1 剂,水煎分服,2 个月经周期为 1 个疗程。

7. 卵通灵　主治输卵管阻塞性不孕症。

(1) 材料:丹参 30 克,赤芍药 20 克,桃仁 10 克,红花 10 克,熟大黄 15 克,当归 15 克,川芎 15 克,香附 10 克,枳实 12 克,熟地黄 12 克,生牡蛎 12 克,昆布 12 克。病久瘀重者,加穿山甲 20 克,王不留行 25 克;肝肾不足者,加菟丝子 15 克,覆盆子 15 克,淫羊藿 20 克,巴戟天 10 克;肝郁气滞者,加柴胡 10 克,陈皮 12 克,郁金 15 克;体胖痰湿者,加半夏 12 克,茯苓 15 克。

(2) 用法:月经干净后 3 天开始服用,每天 1 剂,连服 5 天,隔 2 天后,再服。2 个月为 1 个疗程。

 ## 治疗输卵管不通的外用法有哪些

专家认为,通过对下腹两侧外敷药粉或药膏和中药灌肠两种外治方法,可在一定程度上起到疏通输卵管的作用。

1. 通管毓麟膏　主治输卵管阻塞性不孕症。

(1) 材料:炒小茴香 10 克,炒干姜 10 克,元胡 20 克,当归 60 克,川芎 40 克,官桂 20 克,赤芍药 40 克,炒五灵脂 40 克,生半夏 20 克,白芥子 12 克,鸡血藤 60 克,香附 20 克,桂枝 20 克,淫羊藿 60 克,川续断 40 克,菟丝子 30 克,香油 2 500 克。

(2) 使用方法:下腹正中痛为主者,微火温化后贴中极穴;左下腹痛为主者,贴左侧归来穴;右下腹痛为主者,贴右侧归来穴;以腰痛为主者,贴命门穴;以腰骶痛为主者,贴腰阳关穴。1 周换药 1 次,经前经期都需贴用。

2. 敷脐消通膏　主治输卵管阻塞性不孕症。

(1) 材料:虎杖 500 克,石菖蒲 500 克,王不留行 500 克,刘寄奴 50 克,当归 20 克,穿山甲 20 克,肉苁蓉 20 克,生半夏 10 克,细辛 10 克,附子 10

克,生马钱子 8 克。水煎 3 次后浓缩,再加乳香 30 克,没药 30 克,琥珀 30 克,肉桂 12 克,蟾蜍 12 克。

(2) 使用方法:使用时加白酒、蜂蜜各适量,麝香少许,风油精 3～4 滴,调匀成膏置于脐部,纱布外敷,胶布固定。然后用红外线(250A)照射 20 分钟(灯距 30～40 厘米),每天用热水袋外敷脐部 1～2 小时,隔天换药 1 次,7 次为 1 个疗程。

3. 热敷方　主治输卵管阻塞性不孕症。

(1) 材料:白花蛇舌草 30 克,皂角刺 30 克,透骨草 15 克,羌活 15 克,独活 15 克,乳香 15 克,没药 15 克,红花 20 克。

(2) 使用方法:将上药分为 2 包,用纱布包扎后放入蒸锅内蒸半小时,取出敷双侧下腹,每天临睡前敷 1 小时,每包可重复使用 2～3 次。

4. 温通敷脐膏　主治输卵管阻塞性不孕症。

(1) 材料:山慈姑 30 克,王不留行 50 克,穿山甲 20 克,生附子 15 克,生马钱子 10 克,皂角刺 15 克,怀牛膝 50 克。

(2) 使用方法:将以上诸药研为细末,以桂氮酮作赋形剂制成膏药备用。将神阙穴常规消毒后,将脐膏填满脐孔,用双层消毒纱布固定,每隔 3 天更换药物 1 次。辅以神灯每天照射 30 分钟,20 天为 1 个疗程。

5. 消症散　主治输卵管阻塞性不孕症。

(1) 材料:千年健 320 克,羌活 320 克,独活 320 克,川椒 320 克,当归尾 350 克,乳香 350 克,没药 350 克,赤芍药 350 克,白芷 350 克,五加皮 350 克,追地风 350 克,防风 350 克,血竭 300 克,红花 300 克,透骨草 900 克,艾叶 900 克。

(2) 使用方法:将以上诸药共研细末,每次取 250 克药末置于布袋内,蒸透后热敷小腹或两侧下腹,每天敷 1 次,每次时间为 15～20 分钟,每包药连续使用 7 天再更换。

 ## 针灸能够治疗输卵管不通吗

临床实践证明,用针灸治疗输卵管不通是可行的。针灸治疗输卵管不通,可分为体针、灸法、耳针、皮内针和电针五类。

1. 体针　适用于输卵管阻塞性不孕症。

（1）取穴：中极、关元、归来、子宫、三阴交。肝郁加行间、太冲；肾虚加肾俞；气虚加足三里。

方法：进针时大幅度捻转，边捻转边进针，腹部穴位针刺时针尖向下斜刺，进针后不提插，针深2～4寸，留针10～30分钟，隔天针1次。

（2）取穴：气海、血海、太冲、子宫、内关、气冲等为主穴。

方法：操作时用泻法，留针15～20分钟，隔天1次。

2. 灸法　适用于输卵管阻塞性不孕症。

（1）通管散填脐灸法：方法，取食盐30克，麝香0.1克，研为细末，分放待用；将熟附子10克，川椒10克，王不留行15克，路路通10克，小茴香6克，乌药15克，元胡12克，桃仁10克，红花10克，川芎15克，五灵脂10克混研细末备用。患者取仰卧位，用开水将面粉调成面条绕脐一周，内径为1.2～2寸，将食盐末填满脐略高1～2毫米，取黄豆大小艾炷置于盐上点燃灸之。灸7壮后去掉食盐，将麝香末纳入脐中，再将混合药末填满脐孔，上铺生姜片，姜片上置艾接点燃灸14壮。3天灸1次，7次为1个疗程。

（2）艾条灸：方法，选用气海、关元、中极、归来、气冲为主穴。在每个穴位上滴少量盐蒜汁，将艾柱（黄豆大小）上，每次每穴施灸2～3壮，以局部稍红为度。

3. 耳针　适用于输卵管阻塞性不孕症。

方法：取子宫、卵巢、脑点、肾为主穴，以肝、皮质下为备用穴。操作时先用75%乙醇消毒各穴位，用毫针刺激，留针15～20分钟，每天或隔天1次，10次为1个疗程。也可以用在耳穴埋针的方法治疗。

4. 皮内针　适用于输卵管阻塞性不孕症。

方法：取肾俞配关元，阳志室配中极，气海配血海，三阴交配足三里。操作时需局部常规消毒，严格无菌操作。每次取1组穴，用皮内针平刺入皮肤0.5～1.2厘米，用小块胶布固定针柄，埋针时间为2～3天，7次为1个疗程，疗程间隔5～7天。

5. 电针　适用于输卵管阻塞性不孕症。

方法：取中枢、八髎、血海、三阴交、曲骨、气冲等穴位，每次取3～4个穴位，针刺得气后，通电，使用连续中等刺激，每次治疗15～20分钟，隔天1次，14次为1个疗程。

哪些锻炼有助于疏通输卵管

临床中,经常会有医师选择推拿法帮助患者疏通输卵管,具体的操作方法如下:

1. 方法一　患者取仰卧位,先用手掌平放在患者腹上区,自下而上做按摩(轻揉)约2分钟;取指禅手法,在任脉循行线上,从上脘穴至曲骨穴作直线往返推动15分钟,每分钟120次左右,以局部产生温热感为佳;取揉摩手法,自下而上揉按整个腹部约5分钟,再自上而下做抓法约为1分钟,注意,五指指端需分别放于任脉经、肾经、脾经上,自上脘至中极止。再用右掌平放于丹田部(气海、关元、中极等穴处)快频率做震颤法约1分钟,然后再用双手拇指向外侧分推腹部约1分钟;取点、按手法,以右手拇指按右侧的足三里、三阴交穴,逐渐用力,深压捻动,按而留之,以局部产生酸、麻、胀、痛感为度,然后点按对侧,约2分钟。

2. 方法二　患者取俯卧位,取点揉法以双手拇指先后点揉背部的肝俞、脾俞、胃俞、膀胱俞和肾俞穴,逐渐用力,同时做盘旋揉动,每穴1分钟;取推法以右手掌平放于大椎穴处,掌指用力,顺督脉经由神道下推至阳关穴为止,做直线往返连续动作1分钟,120次左右;取轻击法,右手半握空拳,连续不断地轻击八髎穴2分钟,坚持200次左右。

3. 方法三　患者取卧位,在双侧肩井八部位连续做推法2分钟,然后做头部、躯干部的常规手法,再用双掌挟住患者的两胁肋部做搓法结束。每天1次,按摩1个月为1个疗程,功可调理冲任,通经活络。

治疗输卵管不通的药膳有哪些

以下药膳,若选择性地长期服用,对于治疗输卵管不通有一定的功效。

1. 通管种子酒　可补血益气、活血调经,适用于输卵管阻塞性不孕症。

(1) 材料:茯苓500克,大枣250克,去皮胡桃肉250克,蜂蜜3 000克,白酒8 000毫升,糯米酒5 000毫升,炙黄芪15克,人参10克,白术15克,当归15克,川芎10克,白芍药15克,生地黄15克,小茴香6克,枸杞子15克,覆盆子15克,菟丝子15克,陈皮10克,沉香10克,肉桂10克,木香6克,砂仁6克,乳香6克,没药6克,五味子6克。

（2）制法：将蜂蜜入锅熬液，加入前三味搅匀，用微火烧滚，倒入瓷罐内，再加入白酒、糯米酒，然后将其余诸味共研细末，一并入蜜罐和匀，上用笋叶盖口，外用面封固。入锅大火煮15分钟移出，埋水中3天去火毒。

（3）服法：每天饮3次，每次饮数杯。

2. 种子鸡汤　可补肾填精，适用于输卵管阻塞性不孕症。

（1）材料：老母鸡1只，淫羊藿20克，枸杞子60克，五加皮60克，胡桃肉150克，米酒及配料各适量。

（2）制法：将老母鸡去内脏，加水煮开，放入淫羊藿、枸杞子、五加皮和胡桃肉，以及米酒及配料各适量，煮至肉烂即可。

（3）服法：吃肉喝汤，隔天1次。

一直觉得婚姻是女人的第二次投胎，所以对于自己的终身大事，我一直抱着很谨慎的态度。不想随便找个人来陪我度过余生，所以，对于亲戚朋友的介绍，我都微笑着委婉拒绝。终于，在我加入三十岁队伍的第二个年头，我遇到了我心目中的那个他。几年的坚持没有白费，老天还是很眷顾我的。可正当我们到了谈婚论嫁的时候，我却被查出患了输卵管肿瘤，医生说，清除肿瘤最好的方式就是手术。手术是不是就意味着要切除输卵管，是不是就意味着我将失去生孩子的能力？那对我来说真的太残忍了。难道就没有别的方法可以治疗输卵管肿瘤吗？

 ## 输卵管恶性肿瘤的治疗方式有哪些

一般来说，输卵管恶性肿瘤的基础治疗可以效仿卵巢癌的治疗。手术是治疗输卵管癌的主要手段，手术治疗原则、方式及范围与卵巢癌类似。化学治疗也与卵巢相似，多采用以铂类和紫杉醇为主的联合化疗方案。

1. 手术治疗　手术治疗是输卵管恶性肿瘤最主要的治疗方法，原则上应行肿瘤细胞减灭术或者肿瘤大块切除术，包括全子宫、双附件、大网膜及阑尾切除术，对于盆腔内一切转移和种植的病变应尽可能全部切除，使残存肿瘤小于2厘米。由于原发性输卵管癌可直接转移到腹主动脉旁淋巴结，亦可由圆韧带转移到腹股沟淋巴结。因此,手术应同时行腹膜后淋巴结切除,以达到正确的临床分期和指导术后辅助治疗的目的。

2. 化学治疗 化学治疗多作为术后辅助治疗。输卵管恶性肿瘤和卵巢癌的形态学和生物学特征十分相似,病变发展也在腹腔内扩散及通过腹膜后淋巴结转移。常用方案为以顺铂为主的多药剂联合化疗,可取得明显疗效,甚至有盆腔外转移的Ⅲ期患者存活率亦可有明显改善,其缓解率超过75％。对铂类耐药的患者,可考虑使用紫杉醇进行治疗。

3. 放射治疗 近年来由于顺铂联合化疗的疗效明显,因此较少应用放疗。

4. 激素治疗 有研究者认为,输卵管与子宫均起源于副中肾管,对卵巢激素有周期性反应,所以可用激素进行治疗。在输卵管肿瘤中含有雌、孕激素受体,故可应用抗雌激素药物治疗。据有关专家介绍,术后在化疗的同时加用激素治疗,可能会提高综合治疗的效果。

 ## 腹腔镜手术治疗输卵管肿瘤效果怎么样

输卵管肿瘤在发病早期的表现不是很明显,主要表现为阴道排液、腹痛和盆腔肿块等。对于输卵管肿瘤的治疗,目前最常见的就是手术治疗,可以一次性彻底清除肿瘤。一般来说,手术切除范围包括全子宫、双侧附件及大网膜,但癌瘤有向腹腔、盆腔转移的倾向,因此手术可进一步扩大范围。不过目前腹腔镜下手术几乎代替了输卵管肿瘤开腹手术,且多数情况下可保留患侧输卵管,一般来讲,输卵管肿瘤手术后 3～5 天后即可拆线出院,且瘢痕很小。而且对于输卵管妊娠未破,妊娠块直径小于 3 厘米,要求保留生育功能,肝肾功能无异常,无腹腔内出血,排除宫内妊娠者,可以保留输卵管,行腹腔镜下输卵管妊娠内局部保守治疗注射,杀死胚胎,或者行输卵管妊娠腹腔清除术,将输卵管切开,将胚胎清除,从而保留输卵管,保留生育功能。

 ## 针对输卵管肿瘤的食疗验方有哪些

输卵管恶性肿瘤有原发和继发两种,绝大多数为继发性癌,占输卵管恶性肿瘤 80％～90％;原发灶多位于宫体和卵巢,少数由宫颈癌、直肠癌或乳癌转移而来。一般来说,输卵管肿瘤患者需选用对卵巢功能的生理性周期调节有益的食品,如鲍鱼、鸽蛋、乌贼、章鱼、鹌鹑、乌骨鸡、海参、鱼翅、燕窝等。

治疗输卵管肿瘤可尝试以下饮食疗法:

1. 龙葵砂糖茶　①组成:龙葵子15克,麦饭石30克。②用法:煎汁加糖代茶饮服。③功效:抗卵巢、输卵管肿瘤。

2. 葵花楂肉　①组成:葵花托盘60克,猪肉60克,山楂30克。②用法:煎汁取液,加入猪肉、山楂。③功效:抗卵巢、输卵管肿瘤。

3. 逍遥馒头蟹　①组成:逍遥馒头蟹(雷公蟹)。②用法:逍遥馒头蟹煮熟吃肉,并以其壳磨粉,每日2克,每日3次,吞服。③功效:抗滋养液细胞肿瘤。

4. 向日葵花　①组成:向日葵花托盘2只,枸杞子30粒,核桃肉10枚,肉片30克。②用法:佐料适量蒸食。③功效:抗滋养液细胞肿瘤。

5. 化痕猪胰　①组成:猪胰1具。②用法:洗净,加酒后蒸熟,切食。③功效:抗滋养液细胞肿瘤。

原发性输卵管癌患者的食疗验方有哪些

对于原发性输卵管癌患者来说,采用放疗或化疗两种不同治疗方式时,其对应的食疗验方也会有所不同。

(一) 接受放疗者食疗验方

1. 梨汁蔗浆荸荠露　①材料:雪梨汁1份,甘蔗汁2份,荸荠1份。②服法:三者和匀冷服,或加热后温服。

2. 燕窝炖洋参　①材料:燕窝6克,西洋参9克。②服法:燕窝用温水泡后去燕毛,西洋参切片,加清水适量,隔水炖12小时后服用。

3. 黄芪枸杞煲水鱼　①材料:黄芪30克,枸杞子20克,水鱼1只(约500克)。②服法:用纱布包黄芪,去鱼鳞及内脏,洗净切块。加水适量炖熟烂,去黄芪渣,油、盐少许调味分次服用。

4. 乌龟猪蹄人参汤　①材料:乌龟1只(150~250克),猪蹄250克,人参10克。②服法:先用沸水烫乌龟使其排尽尿液,截去头爪,去除内脏,洗净后与猪蹄均切块。加水适量,慢火炖熟烂,分次服用。

(二) 接受化疗者食疗验方

1. 内金谷姜兔肉汤 ①材料：谷芽 30 克，鸡内金 12 克，生姜 3 片，兔肉 100 克。②服法：加水适量共煲汤，少量盐调味，喝汤吃肉。每日或隔日 1 次。

2. 砂仁淮山炖猪肚 ①材料：淮山药 50 克，砂仁 15 克，猪肚 1 只。②服法：砂仁打破，猪肚洗净并去除脂肪。将砂仁、淮山药纳入猪肚内，加水适量，慢火炖至猪肚烂熟，少量盐调味，喝汤或佐膳。

3. 牛奶蛋清莲子糊 ①材料：鲜牛奶 250 毫升，鲜鸡蛋 2 个，石莲子 50 克。②服法：将石莲子磨粉，加水适量煮莲子粉成糊状，放入冰糖或白砂糖调味，再放入牛奶和鸡蛋清拌匀，煮沸即可服食。每日或隔日 1 次。

4. 枸杞海参瘦肉煎 ①材料：枸杞子 15 克，海参 250 克，猪瘦肉 100 克。②服法：先将海参浸透，剖洗干净，然后与猪瘦肉均切成片状，加水适量共煮至烂熟，调味食用，分次服完。

5. 枸杞甲鱼瘦肉汤 ①材料：甲鱼 1 只(约 500 克)，猪瘦肉 150 克，枸杞子 30 克。②服法：先放甲鱼在热水中游动，使其排尿后，杀死切开，去内脏，洗净切块，加清水适量，与枸杞子、猪瘦肉共炖烂熟，分 2～3 次服完。

6. 香菇虫草炖鸡 ①材料：冬虫夏草 15 克，香菇 20 克，未下蛋母鸡 1 只(约 1 000 克)。②服法：香菇去蒂，并去鸡毛及头脚和内脏，纳香菇、冬虫夏草入鸡腹，竹签缝口，加水适量慢火炖 2 小时，调味服食，可分 2～3 次服完。

在一次妇科例行检查中，余女士不幸被查出患有输卵管结核，虽然余女士的病情仍属于轻微的，但为了杜绝后患，医生建议余女士最好接受手术治疗，切除子宫及双附件，从而彻底清除结核病灶。虽然余女士已是两个孩子的母亲，没有再生育的要求，但余女士总觉得，一旦切除了子宫，自己就不像个正常的女人了，而且自己的丈夫也极力反对通过切除子宫治疗输卵管结核的做法。于是，余女士来到了市里的一家三甲医院，找到了更为专业和权威的妇科专家，想要了解输卵管结核除了手术治疗之外，还有什么别的治疗方法。

输卵管结核的一般疗法有哪些

输卵管结核与身体其他器官所患的结核一样,也为慢性消耗性疾病,故需加强营养,注意休息,增强机体抵抗力,提高免疫功能,以利于控制疾病的发展,促进病灶愈合,防止治疗后复发。急性患者需要卧床休息3个月以上;而慢性患者可接受门诊治疗,同时应注意从事轻便工作,并需注意劳逸结合,保证充足的睡眠。这样才有助于疾病更好地恢复。

 ## 输卵管结核的药物疗法有哪些

抗结核药物是治疗输卵管结核的重要措施,应遵循早期、联合、规律、适量、全程的抗结核"十字方针",并要坚持 DOTS 原则。方法多采用目前国际认可的短期疗法,全程 6~9 个月,其中前 2~3 个月为强化治疗,后 4~6 个月为巩固治疗。

1. 常用药物 ①异烟肼(H),0.3~0.4 克/日,顿服;静脉给药者每天0.3~0.6 克加入 5% 葡萄糖液 20~40 毫升中缓慢静脉推注,或加入 5% 葡萄糖液 250~500 毫升中静脉滴注;②利福平(R)0.45~0.6 克/日,顿服;③链霉素(S),0.75~1.0 克,肌内注射,1 次/日;④吡嗪酰胺(Z),0.5 克,口服,3 次/日;⑤乙胺丁醇(E),0.75~1.0 克/日,顿服。

2. 具体用药方案 ①2HRSZ/4HR(E),即每日用 HRSZ 连续 2 个月强化治疗,然后每天用 HR 或 HRE 连续 4 个月巩固治疗;② 2HRSZ/$6H_3R_3E_3$,即每日用 HRSZ 连续 2 个月,然后每周 3 次用 HRE 连续 6 个月;③2HRSZ/$4H_3R_3$,即每日用 HRSE 2 个月,然后每周 3 次用 HR 连续 4 个月;④2HRS/$2H_2R_2S_2$/$5H_2S_2$,即每日用 HRS 2 个月,然后每周 2 次用 HRS连续 2 个月,再改为每周 2 次用 HS 连续 5 月。以上各种方案,可根据患者病情和用药习惯酌情选用。

3. 抗结核药物治疗期间须注意以下事项 ①要让患者了解必须坚持按时用药,否则会影响疗效,且容易产生耐药性,增加今后的治疗难度;②用药过程中,注意出现药物对机体的毒性作用,必要时给予预防和对症处理;③对于治疗失败和复发的患者来说,建议及时改变用药方案。

另外,在抗结核治疗的过程中,研究者已发现对单一药物具有耐药性的菌株,目前已出现对所有主要抗结核药物均有耐药性的结核菌株。耐药现象的出现是由于不能坚持抗结核治疗的结果。一种危险形式是多药耐药,治疗十分困难,需要使用二线抗结核药物长期治疗,疗程应长达18～24个月。

输卵管结核行手术治疗时需注意什么

一般来说,大多数输卵管结核患者能够靠药物治疗治愈,但有下列情况者仍需接受手术治疗:①输卵管、卵巢脓肿经药物治疗后,症状虽然减轻,但包块不能消失,且有反复发作者;②药物治疗耐药或正规治疗后病情复发者;③输卵管内积留大量干酪样坏死物或腹水继发感染者;④疑诊结核的附件肿块,但又不能排除恶性肿瘤者;⑤45岁以上妇女,不要求保留子宫,且不能坚持长期用药者。

手术范围应根据患者年龄、病灶大小及对生育的要求而定。45岁以上患者宜行全子宫及双附件切除术,以彻底清除结核病灶,避免术后复发;对年轻妇女应尽可能保留卵巢;病变局限于输卵管,有迫切希望生育者,可行双侧输卵管整复术,但妊娠成功率低,也可行双侧输卵管切除术,保留子宫和卵巢,术后行辅助生殖技术助孕;对病情较重,输卵管与周围组织器官致密粘连形成较大包块,手术无法分离者,无论年龄大小,均需行全子宫及双附件切除术。

为避免手术时感染扩散,减轻粘连,便于手术操作,术前应常规使用抗结核药物治疗1～2个月;术后根据病灶清除程度及结核活动情况,可以继续行抗结核药物治疗3～6个月,以避免结核复发。

输卵管结核的食疗方有哪些

1. 苓藕饮　①组成:鲜藕120克,茯苓12克,淮山药12克,百合10克,大枣10克。②用法:将藕洗净切片,与后几味药加水1 000毫升,熬汁,等到汁变浓后以代茶饮。

2. 补虚煎　①组成:鳖肉150克,百部15克,地骨皮15克,生地黄20克,黄芪30克。②用法:将以上几味药共加水1 000毫升,水煎,去药渣,食肉喝汤。每日一剂,连服7～10天。

3. 百合鸭　①组成：新鲜百合300克，母鸭1只，黄酒、白糖、细盐适量。②用法：将鸭洗净，百合洗净放入鸭肚内淋上黄酒，细盐，用白线将鸭身扎牢，旺火隔水蒸至鸭肉酥烂，饭前空腹食，每次一小碗，每日2次，隔夜加热。

今年已经45岁的赵女士这几年真的被妇科疾病折磨死了。2010年，赵女士被查出患有子宫肌瘤，于是在一家妇科医院接受了开腹全子宫切除术，手术很顺利。术后，医生还给予赵女士静脉抗感染治疗，赵女士体温一直很正常，没有腹痛等不适症状。谁也没想到，本以为痊愈的赵女士在2个月后又出现了新的不适，如阴道开始排液，量少、色清、无异味。几个月后，赵女士无奈又去医院就诊，医生考虑赵女士可能患了输卵管脱垂，于是在2012年初为赵女士采取了硬膜麻醉下消毒脱垂输卵管，送回腹腔，行阴道断端修补术的治疗方式。幸好，术后的赵女士再无出现阴道排液、腹痛等不适症状。

 ## 输卵管脱垂该如何治疗

输卵管脱垂的处理原则是切除脱垂的输卵管，修补阴道腹膜瘘。局部微创手术简单，如最早运用的硝酸银烧灼、电烧灼和局部脱垂物切除等。然而，对牵引导致疼痛和性交困难的病例应考虑阴道-腹腔镜联合手术，因为有可能部分输卵管与阴道顶和盆侧壁粘连。手术的成功主要取决于术者松解粘连和查看输卵管与输卵管阴道结合部分的能力。手术时取截石位，麻醉下举起阴道，便于腹腔镜下识别阴道、双侧输卵管和乙状结肠，松解输卵管与双侧输尿管和结肠的粘连，必要时用水分离和锐性分离法。腹腔镜下悬吊卵巢，自阴道取出切除的输卵管并关闭阴道。

由于自阴道切除脱垂的输卵管应用广泛，预后良好，初次处理本症者应持谨慎态度。对以盆腔痛和性交困难为突出症状者，单切除阴道部分的输卵管是不够的，阴道-腹腔镜联合手术应为首选，关闭阴道残端的瘘孔，防止阴道流液，避免剩余部分输卵管炎症的水肿引起腹痛的可能，从而达到治疗的目的。

我和老公结婚很多年了，我们感情很好，夫妻生活很正常，但是我总是未能怀孕。之前我一直怀疑可能是老公的问题，因为在我之前，老公曾和前女友同居过一年，但女方一直未怀孕。可是，和他一起检查后，医生说老公完全正常，不孕的原因在我身上。我的输卵管出现了扭转。更为糟糕的是，医生说，输卵管扭转处于器质性病变，只有通过手术方式才能治愈。一旦手术，就意味着我怀孕的可能性更小了。我现在好担心，有病不能不治，但一旦手术，我还有怀孕的可能吗？

 ## 输卵管扭转该如何治疗

输卵管扭转可引起血运障碍，造成局部组织坏死，甚至合并感染。一经诊断，应尽早手术治疗即腹腔镜检查或剖腹探查，以免时间过久造成坏死、感染和粘连。治疗原则为切除扭转输卵管，如对侧输卵管有积水亦应一并切除。一般来说，输卵管扭转患者，其卵巢也会随输卵管扭转，因此，卵巢的去留问题要根据扭转程度及卵巢的情况而定。对年轻有生育要求的妇女来说，如扭转的输卵管无慢性炎症及其他病变，且在复位后能恢复正常的血液供应，则可保留受累输卵管，切除坏死段（无坏死的予以复位），再做输卵管端吻合，且必须注意吻合后输卵管的长度不应短于 5 厘米。临床上就有保留受累输卵管，术后证实有通常并正常妊娠的案例。

另外，为避免输卵管发生扭转，应及早治疗盆腔慢性炎症。结扎输卵管时应严格实行无菌操作，以减少伞端感染所致的粘连。输卵管两端结扎之间切除的输卵管不应超过 1 厘米，并应尽量避免损伤输卵管系膜血管。

因为年轻不懂事，今年才 23 岁的贾小姐已经有了 7 次的流产史。等到贾小姐想要找一个人稳定下来，好好过日子的时候，医生却告诉她，她的输卵管因为流产次数过多，已经"伤痕累累"，要想顺利怀孕可不是件容易的事了。可是，贾小姐还没有结婚，若失去了生育能力，还有哪个男的愿意接受她？当了解到贾小姐的想法之后，医生安慰她说："你这种情况，要想怀孕不是没有可能，只不过需要借助辅助生殖技术来完成了。对于这点，你还是需要做好充分的心理准备的！"听了这话的贾小姐，泪水不由自主地掉了下来。天知道，此时的贾小姐是多么后悔当初的那些荒谬的做法。

 ## 哪些输卵管疾病患者需要通过辅助生殖技术完成受孕

用于输卵管性不孕症治疗的辅助生殖技术包括体外受精-胚胎移植及宫腔内配子移植等。

有些患者因为输卵管病变严重，完全失去了自然受孕的可能，如严重的输卵管阻塞、粘连以及输卵管切除术后等，导致输卵管不可逆性损害，或者输卵管虽然有通畅的管道，但缺乏完善的功能，仍然不能完成受精、运送精子与胚胎的工作。在这种情况下，对于仍有生育要求的患者，则需要借助辅助生殖技术，将原来需要输卵管完成的工作改为在体外培养环境中或宫腔内完成。

 ## 体外受精-胚胎移植治疗输卵管性不孕效果怎么样

随着体外受精、胚胎子宫内移植的操作步骤标准化，目前已将体外受精-胚胎移植列为治疗某些不孕症的常规措施和手段。对于因女方输卵管因素造成精子与卵子相遇障碍，如输卵管梗阻、粘连、缺失及女性输卵管绝育术后，尤其是经手术治疗失败或者无望的患者，如果仍有生育要求，则可选择体外受精-胚胎移植技术。

体外受精-胚胎移植技术包括促排卵、取卵、体外受精-胚胎移植和体外培养、胚胎移植四个环节。

1. 促排卵 促排卵环节经历了自然周期、促排卵和控制性超排卵的过程。其中，超促排卵用于辅助生殖技术治疗周期，目的是获得多个健康成熟的卵子，通过选择优质胚胎移植而提高妊娠率，并提供多余的胚胎冷冻以后使用。超促排卵的不良反应主要有卵巢过度刺激综合征、多胎妊娠等。

2. 取卵 取卵早期是通过开腹手术进行的，后来又应用腹腔镜取卵。目前，普遍采用经阴道 B 超下取卵，其优点是简便、创伤小、取卵率高，并且可多次、反复操作。

3. 体外受精-胚胎移植和体外培养　取出的卵母细胞放入培养液中培养，使卵子进一步成熟，并与经过处理的精子混合受精培养，受精后继续培养至细胞分裂至 4～8 个细胞。

4. 胚胎移植　胚胎移植一般在取卵后 48～72 小时，胚胎在 4～8 个细胞期胚胎阶段，也可在原核期或囊胚期进行移植。移植后应用黄体酮或者 HCG 支持黄体治疗。移植后 14～16 天查尿 HCG 和血 β - HCG，确定是否妊娠，3 周后如果 B 超下看见妊娠囊为临床妊娠，否则为生化妊娠。在进行 B 超检查时，还应当注意胎囊的数目及有无异位妊娠。

后 记

　　"先天性输卵管畸形,怀孕的可能性为零!"一张检查单瞬间掠去了姗姗(化名)所有的幸福和希望。从此,家里蒙上一层抹不去的阴影,公婆开始冷眼相对,老公开始若即若离,近邻开始窃窃私语……输卵管疾病让多少女性失去了为人母的权利,让多少家庭陷入了苦苦求子而不得的无奈之中。姗姗只是这万千悲剧中的一人!

　　输卵管是女性生殖系统的重要组成部分之一,具有输送精子、卵子和受精卵以及提供精子贮存、获能、顶体反应和受精场所等生理功能。输卵管一旦"生病"就无法正常工作,本该属于它的职责也无法承担,女性要实现生儿育女的梦想必然会成为水中捞月——可望而不可即的事情。据不完全统计,我国目前有不孕不育人口约 4 000 万,也就是说我国平均每 8 对夫妻中就有一对遭遇生育困境,不孕不育人群比例从 20 世纪 70 年代的 $1\% \sim 2\%$,上升至今天的 $10\% \sim 15\%$,30 年增长 10 倍左右。在日益猖獗的不孕不育形势下,因输卵管疾病引起的不孕症问题也日益凸显出来。据统计,$20\% \sim 50\%$ 的女性不孕症是由输卵管因素引起。

　　输卵管在女性的生殖过程中起着非常重要的作用,但它却非常脆弱,稍有不慎就会受到伤害,引起不孕或宫外孕。为此,上海长江医院特组织相关专家组编了《防治输卵管疾病一本通》一书,以帮助女性朋友更好的了解输卵管的相关知识,如正确预防输卵管疾病,当输卵管出现问题时知道该怎么做。此书对于输卵管的相关问题给予了最专业、最全面、最详细地解答,语言言简意赅、通俗易懂,适合不同文化层次的人阅读。同时,生殖专家提醒广大女性朋友,为了自己的身心健康,为了能够顺利地完成生育梦想,女性一定要学会善待和爱护自己的输卵管。

　　最后,我想说的是感谢,感谢所有给予此书帮助和支持的医学专家们,感谢第二军医大学出版社的鼎力相助,感谢苏锦龙、林勇燕、潘敬秀、周琳、刘丹红、陶筱艳、丁远梅、陈丽君、熊琴等同事的通力协作。

这里还需说明的是,编写人员虽认真努力,但限于水平有限,难免有不足和错误之处,衷心希望得到广大读者的批评和指正。

中国科普作家　**尹学兵**

2015 年 1 月